Sabersky
Functional Food –
99 verblüffende Tatsachen

Die Autorin

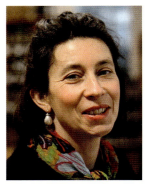

Annette Sabersky hat als Ernährungswissenschaftlerin nicht nur beruflich mit dem Thema Functional Food zu tun. Durch Freunde und Familie ist sie immer wieder mit der Frage »Brauche ich das überhaupt?« konfrontiert. Grund genug für die Journalistin und Buchautorin, unsere neuartigen »gesundmachenden« Lebensmittel genauer unter die Lupe zu nehmen. Annette Sabersky arbeitet und lebt mit ihrer Familie in Hamburg. Übrigens: Am liebsten isst sie Lebensmittel, die von Natur aus funktional sind: Fisch, Gemüse, Käse und Vollkornbrot!

Annette Sabersky

Functional Food
99 verblüffende Tatsachen

Lebensmittel oder Arznei?
- Was bringen zugesetzte Vitamine, Pflanzenstoffe, Fettsäuren & Co. wirklich?
- Das Geschäft mit den Gesundheitsversprechen durchschauen

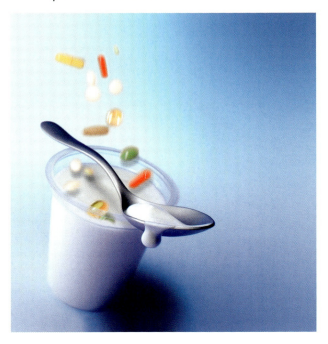

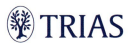

Inhalt

Mehrwert-Nahrung

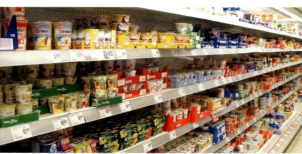

Das sollte mal gesagt werden!	8	
Warum Sie Probiotika, Mineralien und Fischöl nicht brauchen	14	
① Functional Food ist nichts Neues	14	
② Der Umsatz brummt	16	
③ Probiotika sind der Renner	16	
④ Auch Pre- und Synbiotika sind beliebt	17	
⑤ Probiotische Bakterien sollen Balance halten im Darm	17	
⑥ Normaler Joghurt tut's auch	18	
⑦ Keine unabhängigen Studien, wenig Beweise	18	
⑧ Probiotika können mitunter richtig gefährlich sein	20	
⑨ Probiotika schon für Säuglinge?	21	
⑩ LGG-Präparate wirksam für ganz Kleine	22	
⑪ Jeder Darm reagiert anders	22	
⑫ Dass LGG in Babymilch schützt, ist nicht bewiesen	23	
⑬ Trotz Mangel an Beweisen LGG-Trinkjoghurt im Handel	25	
⑭ Keinerlei Vorschriften für die Kennzeichnung	26	
⑮ Probiotischer Schummel	26	
⑯ Homo sapiens: großes Hirn durch Omega-3-Fettsäuren?	27	
⑰ Omega-3-Anreicherung basiert auf falschen Tatsachen	27	
⑱ Keine Beweise für die Wirksamkeit	28	
⑲ Vorsicht bei Angina Pectoris	29	
⑳ Was dem Inuk schmeckt, bricht uns das Herz	29	
㉑ Lieber Fisch statt Fischöl	30	
㉒ 28 schlaue Margarinestullen pro Woche sind unnötig	30	
㉓ Omega-3-Fette Genraps produziert	32	
㉔ Mineralienzusatz schlecht verwertbar	32	
㉕ Käse contra Kalziumpräparat	33	
㉖ Eisenzusätze in Flakes im Ausland verboten	33	
㉗ Bio-Lebensmittel sind nicht angereichert	35	
㉘ Jod im Salz und Brot macht Sinn	35	
㉙ Jod ist für die allermeisten kein heikler Zusatz	36	
㉚ Vorsicht, wenn Kinder Fluoridtabletten einnehmen	37	

Inhalt

31	Problemfall Selen	37
32	Die Grenze zwischen Functional Food und Medizin ist fließend	38
33	Health-Claims-Verordnung bietet Schlupfloch	38
34	Übergangsregelungen schinden Zeit	40

Vitamin-Wahnsinn

Vitamine sind wichtig, doch sie können nicht alles — 44

35	Vitamine – niemand weiß, wie viel wir brauchen	44
36	Vitamine können wir auch selber bilden	45
37	Nur ein Puzzlestein im großen Ganzen	45
38	Langzeitwirkung von Functional Food nicht bekannt	46
39	Synthetisches Vitamin wird nicht so gut verwertet	46
40	Isoliertes Beta-Carotin kommt in der Natur nicht vor	47
41	Beta-Carotin für Raucher gefährlich	47
42	Wenn's innen fehlt, wird's von außen zugeführt	49
43	Vitamine verstecken sich hinter E-Nummern	50
44	In Säften schwimmen chemisch veränderte Vitamine	50
45	Multi-Säfte haben viel zu viel Beta-Carotin	52
46	Bio-Alternativen sind besser	52
47	Genmanipulierte Vitamine aus der Flasche	53
48	Generell: besser Obst als Saft	53
49	Auch Erfrischungsgetränke nur noch mit Zusatz	54
50	Wellnessdrinks: teures Wasser	54
51	Finger weg von angereicherten Kinderlebensmitteln	54
52	Kinderlebensmittel enthalten Monsterdosen Vitamine	56
53	Auch hohe Dosen Vitamin C kritisch	57
54	Vitamin C schädigt weiße Blutkörperchen	58
55	Mögliche Risiken von Vitaminüberdosierungen	58
56	Vitamin A fördert Knochenabbau	59

Inhalt

57	Vitamin D macht steinharte Blutgefäße und Schlimmeres	60
58	Vitamin E ist lebensgefährlich	60
59	Impfungen wirkungslos dank zusätzlicher Vitamine	61
60	Die Chance von Vitaminen liegt woanders	61
61	Hoch dosierte Vitamine als Medizin	62
62	B-Vitamine reduzieren Schmerzmitteldosis	62
63	Vitamine helfen Muskeln und Lunge	63
64	Vitamin D bändigt Schuppenflechte	63
65	Abkömmling des B-Vitamins ist Wundheilklassiker	64
66	Vitaminunterstützung in der Krebstherapie	64
67	Was Vitamine alles nicht können	65
68	Die Mär vom Anti-Schnupfen-Vitamin	66

Big Business

Die Strategien der Health-Food-Industrie 70

69	Die Psychotricks der Produktmanager	70
70	In Gemüse stecken genauso viele Vitamine wie vor 30 Jahren	70
71	Auch im Treibhaus gedeihen Vitamine	71
72	Salami enthält mehr Vitamine als ein Apfel	72
73	Gehaltvolle Bio-Tomaten	72
74	Nicht alle Vitamine kann man totkochen	73
75	Das Märchen von den Risikogruppen	73
76	Lediglich Hochleistungssportler haben einen erhöhten Bedarf	74
77	Zucker ist kein Knochenfresser	74
78	Niedrige Eisenwerte sind bei Schwangeren normal	76
79	Folsäure: nicht das Salz in der Suppe	77
80	Folsäure in Fertigprodukten macht keinen Sinn	77
81	Einsamkeit führt zu Vitaminmangel	78
82	Raucher benötigen Extradosis Gemüse	78
83	Keine Rettung dank Functional Food	80

Inhalt

84 Von wegen »natürlich«!	80	
85 Der Wunschtraum vom Jungbrunnen	81	
86 Mithilfe von Vorbildern Produkte verkaufen	81	
87 93 Jahre trotz Vitamin C	81	

Medizin-Lebensmittel

Nutraceuticals: Essen als Medizin 86

88 Cholesterinsenkende Margarine essen auch Kinder 86

89 Immer mehr wird mit Phytosterinen angereichert 87

90 Nutraceuticals sind nichts für Kinder und Schwangere 87

91 Viel hilft viel, denkt der Verbraucher 89

92 Cholesterin-Wirkung mit Nebenwirkung 89

93 Zu Risken und Nebenwirkungen fragen Sie Ihren Lebensmittelhändler 90

94 Eiweißstoffe können Blutdruck senken 90

95 »Käse zur günstigen Beeinflussung des Blutdrucks« – alles Käse! 91

96 Auch Käse enthält die Wunderpeptide 91

97 Besser und billiger: Emmentaler statt »Evolus« 92

88 Unser Körper ist nicht auf Functional Food programmiert 92

99 Besser Lebensmittel, die von Natur aus funktional sind 94

Stichwortverzeichnis 96

Impressum 98

Vorwort

Das sollte mal gesagt werden!

Das ist doch wirklich ein Ding. Da werden täglich bergeweise Lebensmittel verkauft, die künstlich mit Vitaminen und anderen Stoffen angereichert sind, und auch Vitaminpräparate gehen weg wie warme Semmeln, und keiner weiß so recht, ob die angeblichen Gesundmacher überhaupt nützen. Schlimmer noch, niemand guckt genau, ob sie nicht vielleicht sogar Schaden anrichten. Denn darüber, wie viele Vitamine wir am Tag brauchen, ist sich die Wissenschaft keineswegs einig. Die Weltgesundheitsorganisation WHO etwa empfiehlt seit neuestem 45 Milligramm (mg) Vitamin C am Tag, Deutschland, Österreich und die Schweiz 100 Milligramm, die USA 60 mg und England knapp 40. Auch weiß bisher keiner so recht, ob die mit Pillen oder angereicherten Produkten eingeworfenen Biostoffe im Körper so gut wirken wie in ihrer natürlichen Form, also in Gemüse, Obst, Vollkorn oder Fisch. Nach allem, was man heute weiß, ist dies nämlich nicht der Fall.

Genau 3,2 Milliarden Euro werden jährlich für Probiotika, Cholesterinsenker oder Wellnesswasser, sogenanntes Functional Food, ausgegeben. Schon werden sie euphorisch als die »Lebensmittel der Zukunft« ausgelobt.

Bis zum Jahr 2010 sollen 25 Prozent der Lebensmittel funktional sein. Das heißt mit anderen Worten: Jedes vierte Lebensmittel im Regal ist in zwei Jahren mit irgendetwas angereichert, sei es mit Vitaminen, probiotischen Bakterien, Omega-3-Fettsäuren, Pflanzenstoffen, die den Cholesterinspiegel oder Eiweißsubstanzen, die den Blutdruck senken.

Dazu kommen Vitaminpillen in Hülle und Fülle. 150 000 bis 200 000 Tonnen werden davon im Jahr erzeugt – und finden auch ihre Abnehmer. Denn sie sind schon lange nicht mehr Domäne der Apotheken, sondern inzwischen in jedem Discounter zu finden. Die Werbung für Functional Food, also mit Biostoffen angereicherten Lebensmitteln, oder auch für Vitamintabletten ist auch äußerst geschickt. Da sagt nicht einer: »Nimm das ein, sonst wirst du krank.« Es geht viel subtiler zu: Es wird Verständnis gezeigt für die Welt, in der wir leben, voller Stress und Zeitmangel. Manche Firmen bekennen sogar frank und frei, dass Gemüse und Obst die beste Ernährung seien. Aber leider, leider, heißt es einschränkend, schaffen wir es eben nicht immer, uns gesund zu ernähren, da Job und Familie keine Zeit lassen zum Einkaufen und

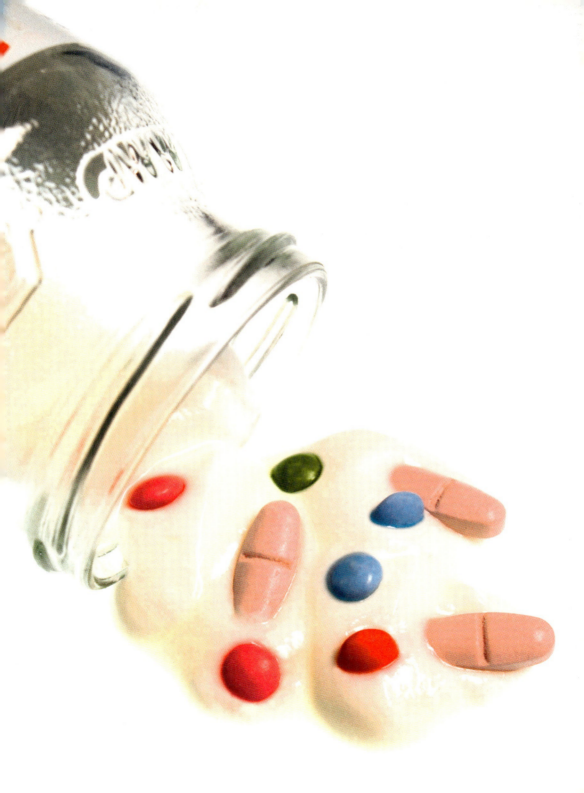

Vorwort

Essenkochen – weshalb wir zu Maggi und Knorr greifen und ihnen die Sättigung überlassen sollen. Da das Essen aus Tüten auf Dauer aber ungesund ist, müssen eben Nährstoffpräparate her. Oder gleich Salami und Tütensuppen mit einer ordentlichen Extraportion Vitaminen, als Zusatz versteht sich. Und da immer eins der Argumente den Nerv trifft – wer hat nicht mal Stress und schiebt eine Pizza ins Rohr –, haben doch nicht wenige ein offenes Ohr für das verständnisvolle Werbegeplänkel.

Vor allem Frauen kaufen Präparate, die die Nahrung ergänzen sollen. Ihr Anteil liegt um 25 Prozent höher als der der Männer. Frauen haben ja immer schon besser für sich gesorgt und mehr auf die Gesundheit geachtet, könnte man sagen. Paradoxerweise verwenden sie so etwas, obwohl sie keinesfalls von der Qualität überzeugt sind. Sie glauben der Werbung nicht, meinen sogar, sie sei Schwindel, ergab eine Studie der Universität Hannover. Nur 20 bis 30 Prozent glauben an die Versprechungen der Industrie, bei den Männern sind es 40 Prozent. Bleiben also um die 70 Prozent, die willig zugreifen, obwohl sie an sich gar nicht wollen. So etwas nennt man ein echtes Paradox. Oder aber: geschickte Werbung. Denn gerade Frauen mit Kindern, die auch noch berufstätig sind, haben ja immer irgendwie ein schlechtes Gewissen, sich und ihre Lieben nicht ausgewogen, vollwertig und bio genug zu versorgen. Da kann man mit dem ACE-Saft, dem mit zehn Biostoffen angereichertem Knuspermüsli, der Power-Vitamin-C-Brausetablette und dem mit Omega-3 versetzten Frühstücksei ein wenig das schlechte Gewissen beruhigen.

Wem soll man da noch glauben – den Gesetzgebern? Die basteln gerade an einer Liste für funktionelle Lebensmittel, englisch Functional Food. In der Übersicht steht, dass für ein Produkt erst dann mit einem Gesundheitsversprechen geworben werden darf, wenn erstens eine bestimmte Menge an z. B. Vitaminen, Mineralstoffen oder Ballaststoffen drin ist und zweitens für das jeweilige Produkt oder Vitamin auch eine Wirkung nachgewiesen ist. Klingt prima, weil dann endlich Schluss ist mit Aussagen wie: »Gut fürs Immunsystem« oder »Hilft den Anstrengungen des Alltags besser gerecht zu werden«. Nur leider wird es mit der Liste noch dauern, weil sich erst einmal alle EU-Staaten inklusive aller Lobbyisten darauf einigen müssen, was in der Tabelle letztendlich stehen wird. Bereits mehr als 10 000 Werbeaussagen für potenzielle Gesundheitsversprechen sind bei der europäischen Behörde für Lebensmittelsicherheit allein seitens der deutschen Hersteller von Functional Food eingegangen, die nun geprüft werden. Auch gibt es natürlich jede Menge Übergangsvorschriften, was be-

Das sollte mal gesagt werden!

deutet, dass manche Produkte noch bis zum Sankt-Nimmerleins-Tag verkauft werden dürfen.

Kann man den Firmen glauben? Besser nicht, denn selbst wenn sie Studien aus dem Hut ziehen, die für ein bestimmtes funktionelles Lebensmittel sprechen, muss man leider davon ausgehen, dass die Ergebnisse nicht so ganz neutral sind. Eine Studie aus den USA zeigt, dass ausschließlich von Firmen bezahlte Untersuchungen zum Gesundheitswert von Milch, Saft und Limonade vier- bis achtmal so häufig den Firmen nützende Ergebnisse brachten wie die Studien, die ohne industrielle Geldgeber auskamen.

Da muss man sich schon selbst informieren. Dieses Buch will helfen, den Blick zu schärfen für das, was uns die Lebensmittelindustrie tagaus, tagein an Produkten und Pillen nahelegt. Es will für den Einkauf Hilfe geben, um sich im Dschungel der probiotischen Produkte, Pillen, Pülverchen zurechtzufinden.

Und es sagt auch klar, was schadet und was möglicherweise nutzen kann. Und es will nicht zuletzt auch zeigen, welche natürlichen Alternativen es gibt. Dies ist gerade für Familien mit Kindern wichtig. Denn wer von klein auf lernt, dass es angereicherte Nahrung und Pillen schon richten, wenn das Obstessen zu kurz kommt, kann kein gesundes und bewusstes Essverhalten entwickeln. Vielleicht ist es langweilig, jetzt die Lanze für Bio-Kost zu brechen. Aber die grünen Lebensmittel haben unstreitbare Vorteile: Sie sind nicht nur von Natur aus oft reicher an Vitaminen und Mineralstoffen als das übliche Grünzeug, schmecken besser und sind frei von Pestiziden. Bio-Produkte dürfen auch nicht mit synthetischen Nährstoffen angereichert werden. Ein Bio-Vielfruchtsaft hat darum tatsächlich jede Menge Vitamine aus Früchten in sich und nicht den Abklatsch aus dem Labor.

Annette Sabersky

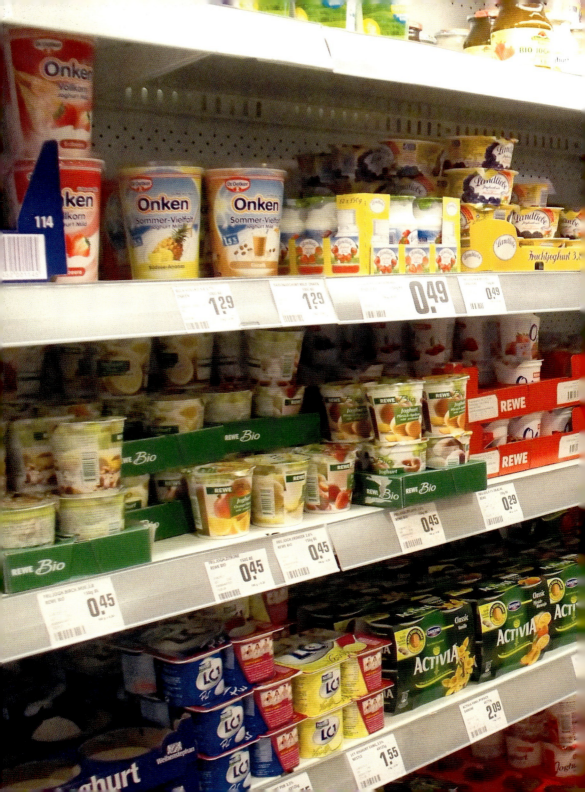

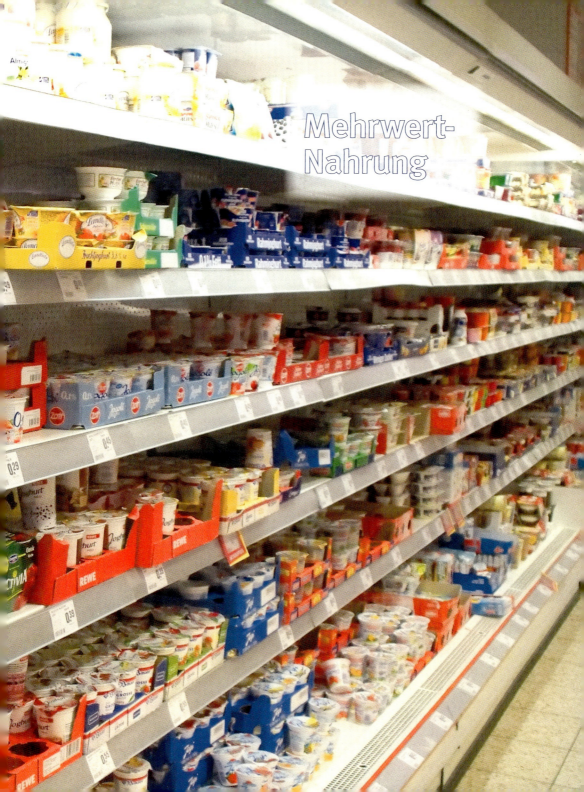

Mehrwert-Nahrung

Warum Sie Probiotika, Mineralien und Fischöl nicht brauchen

Probiotika sind neben Vitaminen, Mineralstoffen und Omega-3-Fettsäuren am häufigsten als Zusatz in Lebensmitteln zu finden. Glaubt man der Werbung, geht es nicht mehr ohne funktionelle Produkte auf dem Frühstückstisch. Doch die meisten damit angereicherten Produkte sind unnötig. Gesünder und billiger sind natürliche Lebensmittel.

Functional Food ist nichts Neues

Margarine kann schlau machen. Das behauptet jedenfalls der Anbieter von »Rama Idee!«, der Foodgigant Unilever, und präsentierte vor einiger Zeit »die erste Familien-Margarine fürs Köpfchen«. Spezielle ungesättigte Fette, die in dem Brotaufstrich enthalten sind, stellen Bausteine für Gehirn- und Nervenzellen dar. Und da Eltern wollen, dass ihre Kinder schlau sind, muss eine spezielle Margarine her. Suggeriert zumindest Unilever. Sportliche sollen hingegen zu »Hypergum Gummibärchen« greifen. Sie haben L-Carnitin in sich, eine Verbindung, die den Stoffwechsel anregt, die Leistungsfähigkeit erhöhen kann und auch die Fettverbrennung fördert. Meint zumindest Anbieter Hypervital und preist seine Gummisachen sogar auf einer Sportmesse an. Doch so ganz was Neues, wie die Werbung uns glauben lässt, sind sie nicht. Schon 1962 kam das erste Produkt dieser Art auf den Markt, die bekannten »Nimm-zwei«-Bonbons, mit einer **Extraportion Vitaminen**. 1979 ging es mit »Dr. Kochs trink 10 Multivitamin!« weiter und 1995 kamen die ersten Joghurts mit probiotischen Bakterien (Seite 17) auf den Markt, allen voran »LC1« von Nestlé und kurze Zeit später »Actimel« von Danone. In Asien verputzen die Menschen noch viel länger angereicherte Produkte. Dort trinkt man bereits seit 1935 »Yakult«, einen probiotischen Gesundheitsdrink, den es auch in Deutschland zu kaufen gibt.

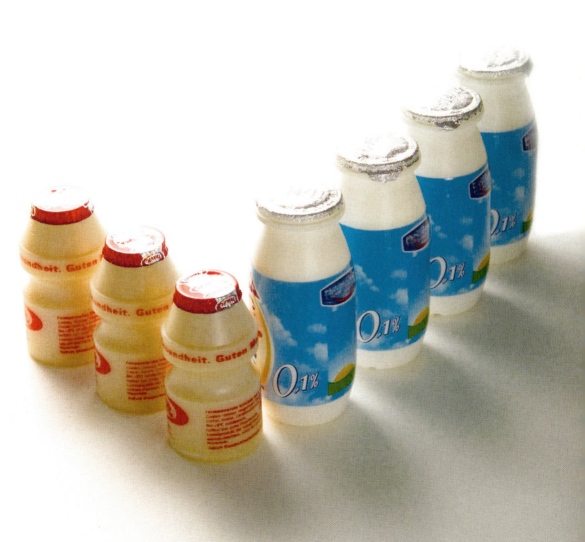

Mehrwert-Nahrung

 ## Der Umsatz brummt

Das Geschäft mit funktionellen Lebensmitteln läuft wie geschmiert. Hierzulande gaben die Verbraucherinnen und Verbraucher zwischen September 2006 und demselben Monat 2007 3,2 Milliarden Euro aus, berichtete die Nürnberger GfK-Marktforschung auf einer Tagung zum Thema Functional Food. In den kommenden Jahren soll das Wachstum um weitere fünf Prozent steigen. Experten schätzen, dass **bis 2010 jedes vierte Produkt funktional**, also mit Biostoffen aller Art angereichert sein wird. Vermutlich ist diese Quote sogar schon längst erreicht, wenn man auch jene Lebensmittel dazuzählt, die mit Jodsalz gewürzt sind, aus konservierungstechnischen Gründen mit Vitaminen behandelt oder mit prebiotischen Zusatzstoffen versehen werden, die die Cremigkeit von Saucen und Joghurts erhöhen, aber eben auch als funktionelle Zusätze gelten. Allein die Anzahl der Lebensmittel mit prebiotischen Zusatzstoffen wird auf 10 000 Produkte geschätzt.

 ## Probiotika sind der Renner

Hierzulande sind probiotische Lebensmittel die Renner in den Lebensmittelmärkten. Das sind Joghurt, Quark oder Milchdrinks mit Milchsäurebakterien, die sich günstig auf die Darmflora auswirken, das Immunsystem stärken und so insgesamt vor Krankheiten schützen sollen. Mehr als 70 Prozent der Haushalte haben schon einmal damit versetzte Milchprodukte gekauft, jeder Haushalt kauft sie **im Schnitt zehnmal im Jahr**, ermittelte das Marktforschungsunternehmen GfK in Nürnberg. Die Umsätze haben sich in den vergangen Jahren zu Anfang 2000 verdoppelt.

Probiotika, das Wort kommt aus dem Griechischen und heißt so viel wie »für das Leben«. Die Wortschöpfung ist nicht neu, sondern wurde schon in den 60er Jahren eingeführt. Damals gab es die ersten Medikamente mit gesundheitsfördernden Keimen. Das waren Mittel mit Milchsäurebakterien, die nach einer Behandlung mit Antibiotika eingenommen werden sollen, um die Dauer und Heftigkeit von Durchfällen zu vermindern, die etwa zehn Prozent der Patienten ereilen, die Antibiotika einnehmen. Solche probiotischen Medikamente machen durchaus Sinn, weil sie der Darmflora, die durch eine antibiotische Therapie in Mitleidenschaft gezogen wird, beim Wiederaufbau helfen. Leider werden sie von Ärzten bis heute nicht automatisch empfohlen, wenn eine Therapie mit Antibiotika ansteht. Denn in der Medizin nutzen sie durchaus, was auch zahlreiche Studien gezeigt haben.

Auch Pre- und Synbiotika sind beliebt

Doch bei den Produkten, um die es geht, wenn man von Functional Food spricht, handelt es sich nicht um Arzneien, sondern um Lebensmittel, also Produkte, die täglich gegessen werden, etwa mit dem Joghurt oder dem Müsli. Unterschieden werden Pro-, Pre- und Synbiotika. Probiotika enthalten gesundheitsfördernde Milchsäurebakterien, die direkt im Darm ihre Wirkung entfalten. Prebiotika tun dies über einen Umweg: Sie enthalten Wirkstoffe, wie z. B. das pflanzliche Inulin oder den Ballaststoff Oligofructose, die das **Wachstum von »guten« Darmkeimen fördern**. Enthalten Lebensmittel pro- und prebiotische Stoffe, spricht man von Synbiotika.

Probiotische Bakterien sollen Balance halten im Darm

Die Grundidee hinter probiotischen Lebensmitteln ist folgende: Der Darm wird von zahlreichen Bakterien besiedelt, von denen die einen physiologisch gut, die anderen eher ungünstig für die Gesundheit sind, weil sie beispielsweise Fäulnisprozesse unterstützen und somit Bauchgrummeln oder Durchfall verursachen, was jeder kennt, der schon einmal einen Magen-Darm-Infekt hatte. Kommen nun die probiotischen Kulturen hinzu, verschiebt sich das Gleichgewicht zugunsten der physiologisch günstigen Bakterien. Sie bekommen die Oberhand, haben das Sagen und Infektionen und Darmerkrankungen treten seltener auf. Keine schlechte Idee also, die probiotischen Helfer in Lebensmittel zu packen und sie ergänzend zum üblichen Essen zu verzehren. Am bekanntesten sind Milchprodukte wie Joghurt und Quark mit probiotischen Zusätzen. Doch die Pros und Pres stecken auch in Müsli, Brot- und Backwaren, Säften, Käse, Salami und **sogar in Babynahrung**. Den probiotischen Milchprodukten ist gemein, dass sie meist sogenannte Lactobazillen, zu Deutsch Milchsäurebakterien, enthalten. Dabei handelt es sich um Bakterien mit dem Namen Lactobacillus acidophilus, Lactobacillus casei oder Bifidobacterium bifidum. Sie sollen, je nach Keim, das Immunsystem

Mehrwert-Nahrung

stärken und die Verdauung in Schwung bringen. Doch auch in üblichen Joghurts und Quarks befinden sich die Miniaturen.

Normaler Joghurt tut's auch

Die Begründung für den Einsatz von probiotischen Bakterien ist, dass sie gegenüber der Gallen- und Magensäure besonders resistent sind und darum den Gang durch den Magen in den Darm besser überstehen als die üblicherweise in Milchprodukten enthaltenen Lactobazillen. Das stimmt zwar – doch nur bedingt. Tatsächlich werden die natürlicherweise im Joghurt oder Quark enthaltenen Milchsäurebakterien teilweise inaktiviert. Aber eben nur teilweise. Rund **15 Prozent erreichen den Darm** und können dort ihre Wirkung entfalten, wie Studien zeigen. Weshalb der Mikrobiologe Professor Michael Teuber, der lange Zeit an der Technischen Hochschule Zürich in der Schweiz lehrte und sich mit Probiotika beschäftigte, sagt: »Ein normaler Joghurt ist genauso gut für den Darm wie ein probiotischer.« Oder anders: Ein normaler Joghurt tut es auch. Die rund 20 bis 50 Cent, die der probiotische mehr kostet, kann man sich getrost sparen.

Keine unabhängigen Studien, wenig Beweise

Auch sonst geht es in den Anpreisungen für probiotische Produkte nicht allzu ehrlich zu. So weisen die Anbieter solcher Lebensmittel gerne darauf hin, dass die Wirksamkeit des von ihnen speziell eingesetzten Keims in zahlreichen Studien nachgewiesen wurde. Doch diese Arbeiten beziehen sich in der Regel auf den isolierten Keim im Labor oder die Anwendung in einem Medikament, das wesentlich größere Mengen an Lactobazillen in sich hat. So wurde nachgewiesen, dass Medikamente mit dem probiotischen Keim Lactobacillus rhamnosus GG, kurz LGG, vor infektiösen Durchfällen schützen, die z.B. auf Fernreisen auftreten. Babys bietet er Schutz vor Allergien (S. 22 ff.). Doch für die mit den Bakterien angereicherten Lebensmittel liegen kaum Studien vor, oder sie sind nicht unabhängig, weil sie von den Firmen selbst durchgeführt wurden und somit nicht frei von wirtschaftlichen Interessen sind. Nicht zuletzt ist die Zahl der Teilnehmer an solchen Studien häufig zu gering, um zu einer statistisch sicheren Aussage zu kommen. »Die meisten

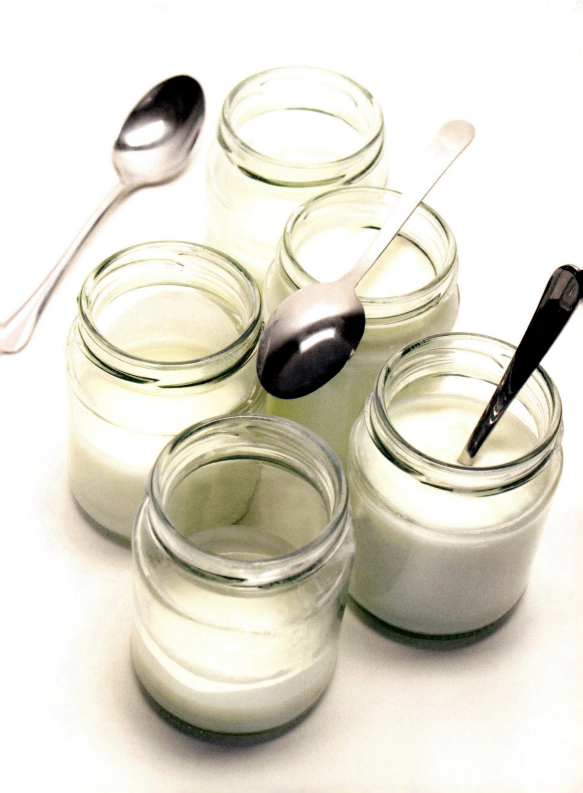

Mehrwert-Nahrung

Studien auf diesem Gebiet genügen nicht den strengen wissenschaftlichen Standards und liefern zudem meistens widersprüchliche Ergebnisse«, erklärt auch der Darmspezialist Glenn Gibson von der englischen University of Reading. Skepsis ist also auch aus diesem Grund angebracht, bevor man den Joghurtbecher öffnet.

Ein weniger leckeres Detail wird zudem nie erwähnt. Die heute gebräuchlichen Probiotika enthalten Bakterien, die aus menschlichen Fäkalien gewonnen werden. Das klingt zwar eklig, ist aber unbedenklich, weil die Bakterien, sobald sie aus den Fäkalien isoliert sind, unter hygienischen Laborbedingungen weitergezüchtet und biotechnisch weiter verfeinert werden, sodass keine Verbindung mehr zu ihren Ursprüngen besteht. Dennoch: Es ist nicht unbedingt das, was man sich in einem leckeren probiotischen Vanillejoghurt oder Milchdrink vorstellt.

Probiotika können mitunter richtig gefährlich sein

Ein wenig erfreuliches Ergebnis lieferte kürzlich eine US-amerikanische Studie. Daran hatten 298 Menschen mit schwerer Pankreatitis teilgenommen, also mit einer akuten Bauchspeicheldrüsenentzündung. Den Patienten waren via Nahrungssonde und auch über den Mund verschiedene probiotische Kulturen zugeführt worden. Man wollte überprüfen, ob sich die Mittel günstig auf die Erkrankung auswirken. 16 Prozent der Teilnehmer, die Probiotika verzehrt hatten, verstarben. In der Gruppe mit Placebo, dem Scheinmedikament, waren nur sechs Prozent verschieden. Auch war es zu einer erhöhten Rate an Infektionserkrankungen durch den Verzehr von Probiotika gekommen. Sie war allerdings nur auffällig, nicht statistisch eindeutig. Erklärt werden diese dramatischen Reaktionen damit, dass Menschen mit einer akuten Bauchspeicheldrüsenentzündung eine eingeschränkte Durchblutung der Darmschleimhaut zeigen. Verzehren sie nun bakterienhaltige Probiotika, verschlechtert sich die Situation, da die Bakterien zusätzlichen Sauerstoff verbrauchen, sodass es zu einer Mangelversorgung und schlimmstenfalls zum Organversagen kommt. Auch tritt möglicherweise eine lokale Entzündung auf, die die Durchblutung verschlechtert – das kann lebensgefährlich sein. In der Studie verstarben acht Patienten an den Folgen dieser Krankheit. Die Autoren, die ihre Ergebnisse jüngst im Fachmagazin »Lancet« veröffentlichten, raten von der Anwendung von Probiotika bei Patienten mit Pankreatitis dringend ab. Sie betonen, dass Probiotika keine harmlosen Nahrungsergänzungen seien, vor allem nicht für Menschen mit schweren Erkrankungen, die mit dem Darm in Verbindung stehen. Fazit: Probiotika sind vor allem für Menschen mit Vorerkrankungen keine harmlosen Schmankerl. Sie sollten die Finger davon lassen oder zumindest vorher den Arzt fragen, ob etwas gegen (oder für) den Verzehr spricht.

Probiotika schon für Säuglinge?

Der Darm von Babys ist noch unreif, weshalb die Kleinen noch nicht alles essen können, was Größere vertragen. Mal abgesehen davon, dass die Zähne fehlen und auch daher nicht alles in den Mund darf, was geht. Doch schon ab dem ersten Fläschchen gibt es Muttermilchersatznahrung mit einem Zusatz an Pro- oder Prebiotika. Die Produkte sind für Babys gedacht, die nicht gestillt werden können oder sollen. Normalerweise erhält das Baby über die Muttermilch Milchsäurebakterien und kann damit seine Darmflora aufbauen. So kommt die Verdauung in Gang und auch Durchfällen kann vorgebeugt werden. Babykostanbieter Hipp und Alete setzen seit einigen Jahren darum probiotische Bakterien ein. Welche Bakterien genau verwendet werden, ist allerdings schwer nachvollziehbar, da sie nicht auf der Verpackung deklariert werden. Darum ist die Frage, wie die Zusätze zu beurteilen sind, schwer zu beantworten. Aus Studien weiß man zwar, dass bestimmte Milchsäurebakterien bei Säuglingen günstig auf das Darmmilieu wirken. Jedoch seien die in käuflichen Milchnahrungen eingesetzten Bakterien nicht immer identisch mit denen, die sich in Studien positiv hervorgehoben haben, schreibt die Expertin für Kinderernährung Mathilde Kersting in ihrem Buch »Fakten zur Kinderernährung«. Eine Empfehlung pro Biotika für Babys hat das Dortmunder Forschungsinstitut für Kinderernährung darum bisher nicht ausgesprochen.

LGG-Präparate wirksam für ganz Kleine

LGG, Lactobazillus rhamnosus Goldin Gorbach, wurde nach zwei Uniprofessoren – Barry Goldin und Sherwood Gorbach von der Boston School of Medicine in den USA benannt, die den Keim Anfang der 80er Jahre entdeckten. LGG gilt als bedeutender Schutzfaktor vor Allergien, seit eine Studie mit 37 Kleinkindern, die unter Neurodermitis litten, zeigte, dass die Einnahme von LGG-haltigen Präparaten das Hautbild der Kinder deutlich verbesserte. In einer finnischen Studie mit 159 Frauen, die unter Neurodermitis, Heuschnupfen oder allergischem Asthma litten, konnte sogar eine **präventive Wirkung vor Allergien** gezeigt werden. Hier nahmen die zukünftigen Mütter zwei bis vier Wochen vor der Geburt und bis zu sechs Wochen danach Kapseln mit LGG ein. Nicht gestillte Kinder erhielten die Mittel direkt mit der Milch verabreicht. Ein Teil der Frauen nahm zur Kontrolle ein Scheinmedikament, um die Wirkung zu überprüfen. Mit dem Ergebnis, dass die Probiotika-Kinder im Alter von zwei bis vier Jahren nur halb so oft Neurodermitis bekamen wie diejenigen, die das Placebo (Scheinmedikament) erhalten hatten. »Unglücklicherweise konnte man das positive Ergebnis mit LGG bei Erwachsenen und älteren Kindern nicht wiederholen«, dämpft die Immunologin Elizabeth Furrie vom Ninewells Hospital im englischen Dundee aber allzu große Erwartungen. Was Babys guttut und schützt, ist also nicht unbedingt auf ältere Personen übertragbar.

 ## Jeder Darm reagiert anders

Das Versagen von Probiotika bei älteren Kindern und Erwachsenen könnte damit begründet werden, dass sich die Darmflora mit zunehmendem Alter mehr und mehr dem Zugriff probiotischer Zusätze zu entziehen versucht. Das hat damit zu tun, dass der Körper generell abwehrend auf Veränderungen reagiert und gerne zum Status quo zurückkehrt, auch wenn dieser schlecht für ihn ist. Wer schon einmal eine Diät gemacht hat, weiß, dass der Körper meist schon bald wieder zum Ursprungsgewicht zurückkehrt, weil er an seinen Pfunden festhält. So ähnlich verhält es sich auch im Darm. Die Darmflora strebt immer wieder ihre Ursprungszusammensetzung an. Auch besitzt jeder Mensch ein individuelles Darmmilieu, sodass nicht jeder Keim bei jedem Menschen dieselbe Wirkung hat und positive Erkenntnisse nicht

Warum Sie Probiotika, Mineralien und Fischöl nicht brauchen

verallgemeinert werden können. Zwar existieren im Darm stets etwa hundert unterschiedliche Bakterienstämme, die sich unter dem Strich zu mehreren Millionen Bakterien addieren. Jedoch ist **von Mensch zu Mensch verschieden**, wie die Miniaturen zueinander gewichtet sind. »Jeder von uns trägt seinen ganz eigenen Bakterienmix in seinem Darm«, erklärt die Medizinerin Alison Abbott in der Zeitschrift »Nature«. Die Darmflora sei bei Menschen, die rauchen, Stress haben und vor allem Junkfood konsumieren, eine andere als bei denjenigen, die gesund leben und vor allem Frisches essen, sagt der Universitätsprofessor und Mikrobiologe Michael Teuber aus Zürich. Sie ist neueren Studien zufolge bei dicken Menschen auch anders zusammengesetzt als bei Dünnen. Eine gestresste Darmflora reagiert darum vermutlich auf gut gemeinte Zusätze anders als ein Darm, der immer Gesundes zu essen bekommt und fit ist.

 ## Dass LGG in Babymilch schützt, ist nicht bewiesen

Obwohl es also mehr Fragen als Antworten gibt und sich diese Antworten oftmals auf isolierte probiotische Bakterien in Medikamenten und nicht auf Lebensmittel beziehen, gibt es schon verschiedene Milchgetränke für Babys. So wird seit kurzem eine Babynahrung für allergiegefährdete Kinder mit einem Zusatz an LGG angeboten. »Nutramigen« von der Firma Mead Johnson Nutrition. Die Firma kann eine Studie mit 15 Neugeborenen vorweisen, die zeigt, dass der Keim im Darm ankommt und sich dort ausbreitet. Was er dort anstellt, wurde hingegen noch nicht hinterfragt. »Eine Studie, in der verschiedene Dosierungen hinsichtlich der Allergieprophylaxe untersucht werden, steht noch aus«, stellt auch Professor Stephan Bischoff vom Lehrstuhl Ernährungsmedizin und Prävention der Universität Hohenheim klar. Soll heißen: Eltern füttern ihr allergiegefährdetes Kind mit einer Milchersatznahrung, deren Nutzen noch gar nicht ausreichend bewiesen ist. Vor allem hinsichtlich des Gehaltes an probiotischen Bakterien in der Babymilch im Hinblick auf die prophylaktische Wirkung bei Allergien gibt es kaum Erfahrungen. Herkömmliche hypoallergene Säuglingsmilchnahrungen (sogenannte HA-Milch) sind darum eher zu empfehlen, da damit jahrelange Erfahrungen vorliegen.

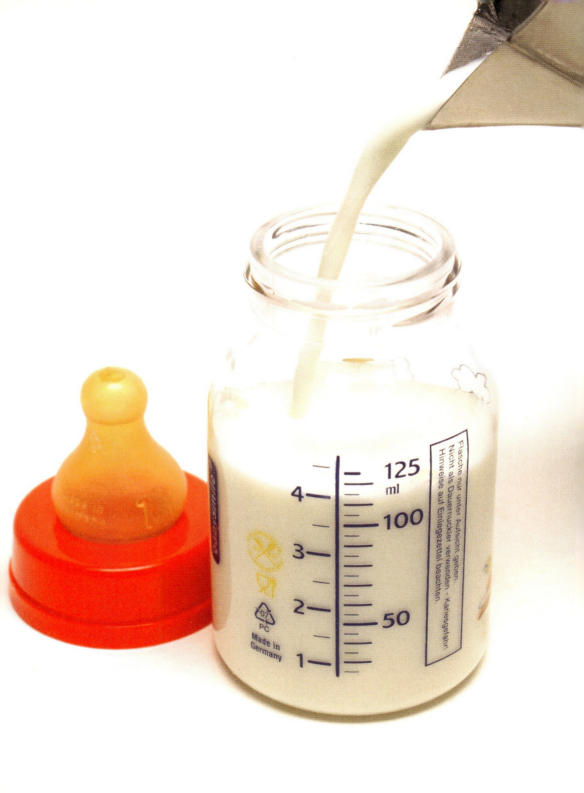

Trotz Mangel an Beweisen LGG-Trinkjoghurt im Handel

Die schweizerische Firma Emmi hat »Aktifit« entwickelt, ein probiotisches Spezialgetränk in Minifläschchen in den Geschmacksrichtungen Erdbeere, Pfirsich, Apfel-Birne und Natur. Die Firma betont, dass mehr als 50 wissenschaftliche Studien zur probiotischen Milchsäurekultur LGG bekannt seien und auch einige mit »Aktifit« durchgeführt wurden. Das stimmt zwar. Sie wurden aber von der Firma selbst in Zusammenarbeit mit dem Kantonsspital Luzern durchgeführt, was zunächst mal eine gewisse Befangenheit vermuten lässt. Doch nicht nur das. Sie zeigen auch nur, dass LGG-Bakterien aus dem Joghurt den Darm erreichen und besiedeln bzw. krankmachenden Keimen in der Nasenflora den Garaus machen. »Klinische Studien zu diesem Trinkjoghurt liegen bislang nicht vor«, schreibt Stephan Bischoff in der »Aktuellen Ernährungsmedizin«. Soll heißen: Ob »Aktifit« wirklich ein Gesundheitsplus bietet, ist ebenso wenig klar wie die Frage, ob es möglicherweise vor Allergien schützt oder bei Menschen mit Neurodermitis das Hautbild verbessert. Denn es ist ein Unterschied, ob man Tabletten mit Milchsäurebakterien einnimmt, die meist höher dosiert sind, oder ein Lebensmittel, das meist einen geringeren Gehalt an Wirkstoffen hat. Auch nützte die Gabe von LGG in Sachen Allergieprophylaxe nur Ungeborenen (Seite 22) und ganz Kleinen, nicht aber älteren Personen. Während probiotische Präparate mit LGG für Babys, deren Darmflora noch unausgereift ist und sich im Aufbau befindet, also vermutlich Sinn machen, ist keineswegs klar, ob diese Erkenntnis auch auf Lebensmittel mit LGG-Zusatz übertragen werden kann. Die Verbraucher werden also **wieder mal zu Versuchskaninchen** und müssen dafür auch noch selbst bezahlen. Wer das nicht möchte, sollte die Finger von dem Getränk lassen und einen herkömmlichen Joghurt löffeln. Dass der bekommt, ist seit Jahrhunderten bekannt.

Keinerlei Vorschriften für die Kennzeichnung

Das Bundesinstitut für Risikobewertung stellte schon Ende der 90er Jahre klar, dass stets sehr große Bakterienmengen nötig seien, um überhaupt eine Wirkung zu erzielen. Man kam zu dem Schluss, dass eine tägliche Dosis von 10^8 bis zehn 10^9 koloniebildenden Einheiten (KbE) in den Joghurt wandern muss, um wirksam zu sein – KbE ist die Zähleinheit für Millionen von Bakterien. Doch wie viele Bakterien in einem Joghurt oder einer Scheibe Salami mit Probiotikazusatz tatsächlich stecken, erfährt der Verbraucher meist ebenso wenig wie, um welchen Keim es sich handelt. Doch das ist wichtig, denn Aussagen zur Wirksamkeit, z. B. in Bezug auf die Darmtätigkeit oder die Stärkung der Immunabwehr, beziehen sich immer auf einzelne Bakterienstämme – sie **können nicht verallgemeinert werden**. Die Markenanbieter schreiben zwar in der Regel auf ihre Joghurtbecher, welche Bakterien darin wirken, und man kann davon ausgehen, dass die eingesetzten Mengen ausreichen, um mögliche Effekte zu erzielen. Doch das gilt nicht für die zahlreichen preiswerten Produkte, bei denen man oftmals noch nicht einmal erfährt, welchen Keim man sich eigentlich antut. Wer also Probiotika konsumieren möchte, für den lohnt sich der Griff zum Markenprodukt.

Probiotischer Schummel

Die Universität Gent nahm vor einiger Zeit 55 probiotische Lebensmittel und Nahrungsergänzungen aus ganz Europa unter die Lupe. Die Wissenschaftler stellten fest, dass 40 Prozent der Lebensmittel mit Bakterienzusatz **falsch ausgeschildert** waren. Dass also nicht drin war, was drauf stand. Dasselbe galt für probiotische Nahrungsergänzungen. Die Schummelei ist möglich, weil es bisher keinerlei Vorschriften für die Kennzeichnung solcher Produkte gibt. Lactobazillus und Co. sind dem Recht nach technische Hilfsstoffe, die nicht gekennzeichnet werden müssen. Überhaupt gibt es bisher keine Zulassungspflicht für probiotische Lebensmittel. Denn dabei handelt es sich dem Gesetz nach um Nahrungsmittel, die nur eine Bedingung erfüllen müssen: Sie dürfen nicht schaden. Doch die rechtliche Einordnung ist schwierig.

Homo sapiens: großes Hirn durch Omega-3-Fettsäuren?

Fragwürdig ist auch ein weiterer Renner im Kühlregal: Lebensmittel mit Zusatz von Omega-3-Fettsäuren. Seitdem bekannt wurde, dass die ungesättigten Fette irgendwie fürs Herz und Hirn gesund sind, schossen Fischölkapseln und mit Fischöl angereicherte Produkte wie Pilze aus dem Boden. Der »Arbeitskreis Ernährungs- und Vitamin-Information – evi«, ein von der Industrie gesponserter Verein, verkündete sogar »Die Geschichte der menschlichen Evolution muss neu geschrieben werden.« Denn angeblich hätte der Homo sapiens nur deswegen ein so großes Gehirn, weil er seinen Speiseplan dereinst auf reichlich Omega-3-Fettsäuren umgestellt hätte, das als Schutz- und Wachstumsfaktor zentraler Nervenzellen gilt.

Diskussionen um die gesundheitlichen Wirkungen von Fisch kamen weiterhin in den 70ern ins Rollen, als Wissenschaftler den Gesundheitszustand und das Ernährungsverhalten von Dänen und grönländischen Inuit verglichen. Es zeigte sich, dass die arktischen Ureinwohner **deutlich seltener einen Herzinfarkt** erlitten – und das, obwohl sie kaum Obst und Gemüse aßen. Die Forscher führten dieses Phänomen auf den enormen Fischverzehr in Grönland zurück. Inzwischen haben die Omega-Fette fast einen ähnlich hippen Status wie die allseits bekannten Vitamine, die als Gesundbrunnen schlechthin angesehen werden.

Omega-3-Anreicherung basiert auf falschen Tatsachen

Omega-3-Fett ist natürlicherweise in fettreichen Fischen enthalten und auch in Pflanzenölen. Doch, so meinte »evi«, »fette Fische wie etwa Makrele oder Hering sind ja bei uns eher unpopulär«. Daher empfahl der Verein, übliche Nahrungsmittel wie etwa **Brot und Eier mit Omega-3-Fett** anzureichern oder es in Kapseln zu packen, die wie ein Medikament konsumiert werden.

Nun ist Fisch aber gar nicht so unbeliebt, wie »evi« meint. Der Verzehr ist in den vergangenen Jahren sogar kontinuierlich gestiegen auf heute rund 15 Kilo pro Kopf und Jahr. Fisch hat das Image des nur am Freitag-kommt-Fisch-auf-den-Tisch-Lebensmittels verloren und wird zunehmend auch am Wochenende serviert. Spezielle Fischkochbücher überschlagen sich mit

Mehrwert-Nahrung

leckeren Rezepten, nicht zuletzt, seit Jamie Oliver und Co. sie locker-flockig in den Ofen schieben. Fischstäbchen stehen bei Kindern dazu hoch im Kurs und sind mit fast 1,8 Millionen verkauften Stück im Jahr die Zugpferde der Tiefkühlbranche, teilt das Deutsche Tiefkühlinstitut mit. Auch wenn darin kein Hering, Lachs oder keine Makrele steckt, so können sich die Jüngsten über den Umweg Fischstäbchen durchaus für andere Fischsorten erwärmen, etwa für Lachssauce zu Spaghetti, Hering in Sahnesauce zu Pellkartoffeln oder Fischbrötchen – von der Hand in den Mund. Auch Salate, die meistens mit einem (Raps-)Öldressing auf den Tisch kommen, werden immer beliebter. Von daher stimmen die Fakten nicht so ganz, auf deren Basis für die Anreicherung von Lebensmitteln mit Omega-3-Fetten eine Lanze gebrochen wird.

Keine Beweise für die Wirksamkeit

Die Industrie serviert ständig neue, mit Omega-3-Fettsäuren versetzte Lebensmittel. Ein eigener »Arbeitskreis Omega drei e.V.« kümmert sich schon seit einigen Jahren darum, dass die Fettsäure Beachtung findet, und stellt auf seiner Homepage Brot, Brötchen, Margarine und Eier einzelner Anbieter vor, die das Fischfett als Zusatz in sich haben. Ein Gang durch den Supermarkt zeigt, dass viele Firmen **Omega-3 in ihre Produkte rühren**, sodass man kaum noch Margarine oder pflanzliche Brotaufstriche ohne den Zusatz findet. Vor diesem Hintergrund stellt sich die Frage, ob Omega-3-Fette wirklich so gut für unsere Gesundheit sind, wie unermüdlich propagiert wird. Wissenschaftliche Arbeiten der letzten Jahre lassen Zweifel daran aufkommen. So existieren zwar fast 90 Studien zur Wirkung der ungesättigten Fette auf Herz, Kreislauf, Krebs und Gesamtsterblichkeit, in denen über 600 000 Menschen erfasst wurden. Doch die Ergebnisse zeigen, wie 2005 ein Forscherteam unter Lee Hooper von der Universität East Anglia in England herausgefunden hat, keineswegs in eine eindeutige Richtung. »Wir fanden«, so Hooper, »keinen schlagkräftigen Beweis dafür, dass Omega-3-Fettsäuren das Sterblichkeitsrisiko und das Risiko für Herz-Kreislauf-Erkrankungen reduzieren.« Ein Effekt auf die Entstehung von Krebs konnte ebenfalls nicht nachgewiesen werden.

Vorsicht bei Angina Pectoris

Besonders schlecht schnitt Omega-3 in einer Studie an etwa 3 000 Patienten mit Angina Pectoris ab. Deren Zustand sollte sich eigentlich durch die Einnahme von Fischölsupplementen verbessern – tatsächlich starben sie aber häufiger an plötzlichem Herz-Kreislauf-Versagen. Für den Epidemiologen Eric Brunner vom University College in London ein deutlicher Hinweis darauf, dass Omega-3-Fettsäuren unter bestimmten Bedingungen **Herzrhythmus-Störungen fördern** könnten, »obwohl sie uns eigentlich bisher als stabilisierend für den Herzrhythmus bekannt waren«. Der Wissenschaftler rät darum dazu, bei chronischen Herzerkrankungen auf jeden Fall darauf zu verzichten. Nun hat nicht jeder ein krankes Herz. Doch das Beispiel zeigt, dass nicht jede neue wissenschaftliche Erkenntnis aufgegriffen und vorschnell in eine Kapsel oder in ein Ei oder Brot gepackt werden darf. Ob die Erkenntnisse, die aus der Gesundheit der Inuit abgeleitet wurden, auf unsere Verhältnisse zutreffen, muss zudem in Frage gestellt werden.

Was dem Inuk schmeckt, bricht uns das Herz

Jeder Mensch hat ein **spezifisches Verdauungssystem**, das genau auf jene Nahrungsmittel geeicht ist, die mit ihm in der Evolution zusammen »groß geworden« sind. Der Inuk am Rande der Arktis kommt weitgehend ohne Obst und Gemüse aus, eben, weil es das Grünzeug da nicht gibt. Sein Darm hat sich vielmehr mit dem Nahrungsangebot der Arktis arrangiert: Er ist kürzer und viel mehr auf die Verwertung von Eiweiß und Fetten ausgerichtet als der unsrige. Hätten wir einen Eskimospeisezettel, der fast nur aus Fisch und Fleisch besteht, würden unser Stoffwechsel sowie unsere Harnsäure- und Blutfettwerte aus dem Ruder laufen.

Umgekehrt hätte ein Arktisbewohner, der sich in die Front der Gemüse- und Körnerköstler einreiht, große Probleme mit seiner Energieversorgung, sodass er schließlich vermutlich unter Apathie, chronischer Müdigkeit und Konzentrationsstörungen leiden würde. Er bekäme Bauchkrämpfe und Blähungen, weil sein Darm die Ballaststoffe nicht verträgt. Was für den Mitteleuropäer gut ist, schadet dem Eskimo vermutlich. Und umgekehrt. Was ihm guttut, bricht uns möglicherweise das Herz. Zwar können wir gewisse Mengen an Fisch vertragen, weil der ja auch früher schon hin und wieder auf unserem Speisezettel stand. Doch ob es uns gesundheitlich nützt, täglich ein Omega-3-Brötchen mit Omega-3-Margarine zu essen und dabei ein Omega-3-Ei zu löffeln, ist fraglich.

 ## Lieber Fisch statt Fischöl

Ernährungswissenschaftler plädieren für Lebensmittel, die natürlicherweise Omega-3-Fettsäuren in sich haben. Pro Woche sollten ein bis zwei Fischmahlzeiten auf den Tisch kommen. Salate können statt mit Sahne- oder Joghurtsauce gut mit Raps-, Walnuss- oder Leinöl zubereitet werden, die viel Omega-3-Fettsäuren liefern. Rapsöl kann man auch zum Kochen verwenden, was die Bilanz erhöht. Eine Empfehlung pro Fischöl als Lebensmittelzusatz oder Fischölkapseln gibt es darum von der Deutschen Gesellschaft für Ernährung (DGE) nicht. Sie hat hierzulande das Sagen in Sachen Ernährungsempfehlungen. Kein Wunder, dass davon bisher abgesehen wird. Denn die DGE empfiehlt eine fettbewusste, kohlenhydratreiche Ernährung. Werden fettarme Lebensmittel wie z. B. Brot zusätzlich mit Omega-3 angereichert, wird ein an sich fettarmes Lebensmittel üppig und der Verzehr erhöht die Kalorienbilanz. Auch der Zusatz in Eiern ist paradox. Denn das ohnehin schon fettreiche Eigelb wird damit nur noch fetter, und das **Ei wird zur Kalorienbombe**.

 ## 28 schlaue Margarinestullen pro Woche sind unnötig

»Rama Idee!«, die »Familien-Margarine fürs Köpfchen« kam im September 2006 auf den Markt und enthielt als erste Margarine einen Zusatz an speziellen Omega-3-Fettsäuren. DHA (Docosahexaensäure) und Alpha-Linolensäure sollen Studien zufolge die geistige Entwicklung insbesondere von Kindern fördern. Allerdings muss man schon ordentlich Margarinestullen essen, um wirklich schlau zu werden. Damit Kinder genügend Alpha-Linolensäure und DHA durch Margarine bekommen, müssten sie **am Tag bis zu vier Scheiben** oder wöchentlich bis zu 28 Margarinebrote verputzen. Nichts für Brotmuffel, zu denen viele Kinder nun einmal zählen. Da ist es doch einfacher, ihnen eine Portion Fisch (Hering, Lachs) oder Fischstäbchen pro Woche zu gönnen. Denn die enthält exakt dieselbe Menge an gesunden Fettsäuren wie die Schlaumeiermargarine.

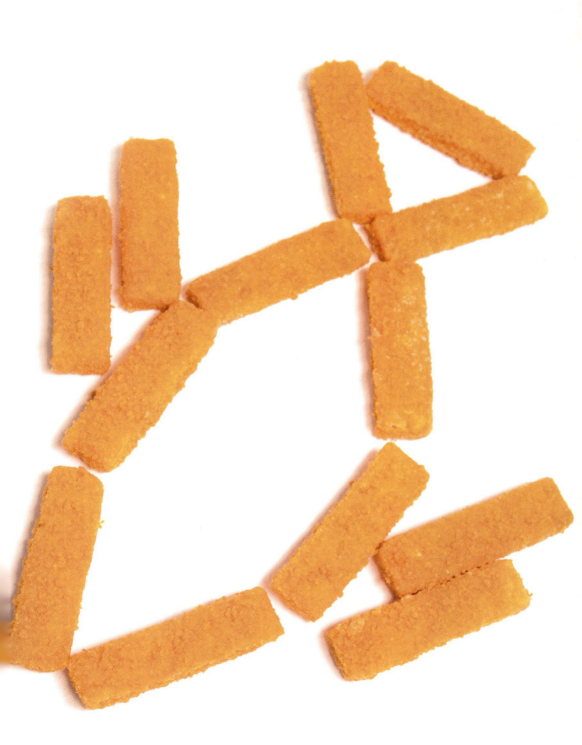

Mehrwert-Nahrung

 ## Omega-3-Fette Genraps produziert

Obwohl es auch natürlich geht, basteln Foodfirmen an neuen Kreationen, die Fischöl in Hülle und Fülle liefern. Der Agrarkonzern Monsanto, der in Sachen Gentechnik weltweit führend ist, kreiert derzeit Rapspflanzen, die zur Produktion von Fischöl animiert werden sollen. Das sollte eigentlich kein Problem sein, denn Schweine können das schon länger. Amerikanischen Wissenschaftlern gelang es nämlich, Omega-3-Fette im Fleisch des Borstenviehs anzureichern. Die Forscher schmuggelten ein sogenanntes **Fat-1-Gen ins schweinische Erbgut**, mit der Folge, dass die Tiere fortan Omega-6- in Omega-3-Fettsäuren umwandeln konnten. »Rein technisch«, erklärt Studienleiter Randy Prather von der Universität Missouri-Columbia, »stünde der Massenproduktion dieser Schweine nichts im Wege.« Unklar sei allerdings noch, wie sie von der Agrarindustrie und vom Verbraucher aufgenommen würden. Vermutlich zurückhaltend, denn Gentechnik hat einen schlechten Ruf. 75 Prozent der Verbraucherinnen und Verbraucher lehnen sie ab, fand die Gesellschaft für Konsumforschung in Nürnberg heraus.

 ## Mineralienzusatz schlecht verwertbar

Neben Probiotika und Omega-3- befördert die Lebensmittelindustrie auch gerne Mineralstoffe in Functional Food. Die zur Lebensmittelanreicherung genutzten Salze stammen meist aus speziellen Labors. Mittlerweile kursieren in der Lebensmittelbranche rund 70 Mineralverbindungen, und allein zu Kalzium und Magnesium existieren jeweils zehn verschiedene Salze. Doch ihre Verwertbarkeit für den menschlichen Körper kann sehr unterschiedlich ausfallen, und viele Lebensmittelhersteller orientieren sich bei ihren Zusätzen **bloß an dem niedrigsten Preis**. Außerdem wird oft ignoriert, dass sich Mineralien gegenseitig in ihrer Verwertbarkeit behindern können. All das kann beispielsweise dazu führen, dass zwei unterschiedliche Joghurts zwar die gleiche Menge an Kalziumzusatz enthalten, aber trotzdem nicht gleich viel Mineralien in unseren Körper schleusen. In einigen Fällen ist sogar zu befürchten, dass sich der Zusatz nur minimal bis gar nicht auf unsere Mineralienbilanz auswirkt.

Warum Sie Probiotika, Mineralien und Fischöl nicht brauchen

25 Käse contra Kalziumpräparat

Im Jahr 2005 veröffentlichten Wissenschaftler der University of Jyväskylä eine Studie mit dem Ergebnis, dass sich der tägliche Verzehr von Käse positiver auf die Knochendichte von 10- bis 12-jährigen Mädchen auswirkt, als wenn die entsprechende Kalziumzufuhr über ein Mineralpräparat oder eine kombinierte Kalzium-Vitamin-D-Zubereitung erfolgt. Das heißt also, selbst wenn man dem Knochenmineral Kalzium das Vitamin D beigibt, um es besser in den Knochen anreichern zu können, kommt man nicht an die Wirkung heran, die ein regelmäßiger Käseverzehr erzielen kann. Und selbst ohne Käse lässt sich die Knochensubstanz erhalten. In einer Studie der Washington University, St. Louis, zeigten sich bei 18 strengen Rohkostveganern keine Hinweise auf einen schlechten Vitamin-D-Status, obwohl sie keinerlei Fleisch, Eier und Milchprodukte zu sich nahmen. Ihre Knochen waren zwar insgesamt etwas leichter und weniger dicht, doch aufgrund des niedrigen Körpergewichts der Studienteilnehmer führte das zu keinerlei Problemen. Studienleiter Luigi Fontana vermutet, dass die Veganer ihr Vitamin D überwiegend selbst bilden: »Sie tanken wahrscheinlich ihr Vitamin, indem sie sich länger als andere im Freien aufhalten.« (S. 45)

26 Eisenzusätze in Flakes im Ausland verboten

Dass Cornflakes und andere Frühstücksknuspereien eine geballte Ladung an Nahrungszusätzen in sich haben, ist fast schon Normalität geworden. Kaum ein Produkt in hiesigen Supermärkten, das nicht unter »Zutaten« gleich eine ganze Liste an Vitaminen, Mineralstoffen und Spurenstoffen aufführt. Fast immer findet sich dort auch eine Zugabe an Eisen, einem Spurenelement, das für die Blutbildung verantwortlich ist und auch die geistige Entwicklung von Babys und Kindern fördert. In Norwegen und Dänemark ist diese Form der Anreicherung jedoch nicht erlaubt. Denn das unreflektierte Zuführen größerer Eisenmengen kann sich negativ auf die Gesundheit auswirken. Immer mehr Ernährungswissenschaftler sind der Ansicht, dass eine dauerhaft hohe Eisenzufuhr das Risiko für Infektionskrankheiten erhöht. Eisen dient manchen Krankheitserregern als Nahrung – ein Zuviel ist also ein gefundenes Fressen für sie. Diskutiert wird auch, ob ein hoher Eisengehalt die Aufnahme von Zink behindert.

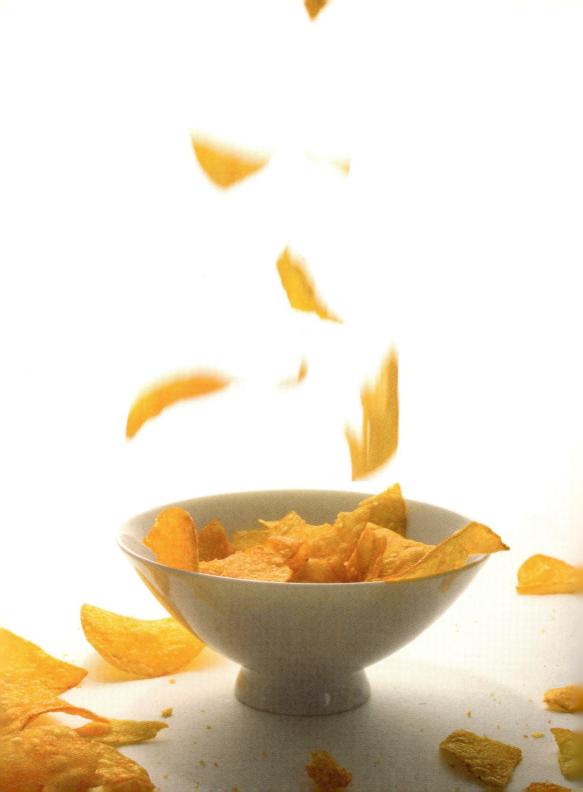

Hierzulande werden selbst Kinder nicht davon verschont. 24 Prozent der Kinderlebensmittel und 48 Prozent der Produkte für Kleinkinder haben einen Zusatz an Eisen in sich, ergab eine Markterhebung des Forschungsinstituts für Kinderernährung, die vor einigen Jahren durchgeführt wurde. Neben Babynahrung wie Breie und Gläschen steckt vor allem in Frühstücksgetreide, also Flakes, Knuspermüslis und Getreidepops, Eisen. Und nicht zu wenig: Enthielten alle Frühstücksgetreide so viel des Spurenelements wie das am stärksten angereicherte Produkt, das die Ernährungsforscher einkauften, würde die **mittlere Eisenzufuhr mit 140 Prozent** weit über den Empfehlungen für Kinder liegen.

Bio-Lebensmittel sind nicht angereichert

Die Bio-Branche hält nichts von Eisenzusätzen in Lebensmitteln – wie überhaupt von Anreichungen. Darum findet man hier weder in Flakes noch in Wurst eine Extraportion Eisen. Schließlich liefern die üblichen Lebensmittel genügend Eisen, vorausgesetzt sie werden richtig kombiniert. **Fleisch, Getreide und rote Gemüse sind reich an Eisen.** Das Eisen aus Fleisch wird am besten vom Körper aufgenommen, sodass es Sinn macht, Kindern hin und wieder ein Schnitzel oder eine Bratwurst zu gönnen. Auch Vollkorngetreide, Gemüse und Hülsenfrüchte liefern, je nach Sorte, reichlich davon. Doch der Körper kann es weniger gut resorbieren, sodass man ein wenig tricksen muss. Die Ausbeute kann erhöht werden, wenn zugleich viel Vitamin C aufgenommen wird. Ein Glas Orangen- oder Apfelsaft zum Essen oder ein knackiger Salat zur Bratwurst, und schon klappt es mit der Eisenaufnahme.

Jod im Salz und Brot macht Sinn

Auch schon länger in aller Munde sind Jodsalz und damit angereicherte Lebensmittel wie Wurst, Brot und Brötchen, Suppen und Fertiggerichte. Nachdem Studien ergaben, dass das Gros der Bevölkerung zu wenig Jod zu sich nimmt, wurde der gesetzliche Rahmen geschaffen und damit begonnen, Lebensmittel anzureichern – in der Zutatenliste des Produkts steht meist »Jodsalz«. Das Spurenelement ist Bestandteil der Schilddrüsenhormone, die wiederum die Körpertemperatur, den Wasserhaushalt und verschiedene

Mehrwert-Nahrung

hormonelle Vorgänge regulieren. Es ist auch für die Funktion des zentralen Nervensystems zuständig und für das Wachstum und die körperliche Entwicklung. Ein Mangel an Jod macht sich durch eine Verdickung des Gewebes am Hals bemerkbar, dem Kropf oder auch Struma. Während das Angebot an jodierten Lebensmitteln zunächst nur mäßig war, stand schon bald von verschiedenen Firmen jodiertes Salz in den Regalen. Inzwischen gibt es aber mehr jodierte Lebensmittel und fast zwei Drittel der Haushalte salzen mit jodiertem Salz ihre Suppe. Nur noch etwa 30 Prozent der Bevölkerung sind darum heute von einem leichten bis moderaten Jodmangel betroffen. Denn schon mit 5 Gramm jodiertem Salz am Tag werden rund 100 Mikrogramm Jod zugeführt. Das ist die Hälfte des täglichen Bedarfs eines Erwachsenen. Außerdem wird heute mehr Fisch gegessen als noch vor zehn Jahren. Meeresfisch ist die wichtigste Quelle für Jod, weil das Meerwasser jodreich ist. Auch einige Gemüsesorten wie Kohl, Spinat, Gurken und Tomaten liefern viel Jod, sodass damit angereicherte Produkte nicht unbedingt nötig sind. Bei Bio-Kost ist synthetisches Jod tabu. Darin sind getrocknete Algen als Jodzusatz zu finden oder **Meersalz mit seinem natürlich hohen Gehalt an Jod**.

 ## Jod ist für die allermeisten kein heikler Zusatz

Für gesunde Menschen ist Jod ein gut verträglicher Stoff. Menschen, die an einer Schilddrüsenüberfunktion leiden, müssen hingegen jodhaltige Lebensmittel meiden. Bei ihnen wirken schon kleinste Mengen auf das Organ und es kommt zu **Herzrasen, Schwitzen und Unruhe**. Auch wer unter einer Jodallergie leidet, muss auf die Jodzufuhr achten. Da der Jodzusatz aber aus werblichen Gründen deklariert wird (»Jodsalz«), kann man solchen Lebensmitteln gut aus dem Weg gehen. Heikel wird es aber, wenn Zusatzstoffe verwendet werden, die das Element in sich haben. Der Zusatzstoff muss zwar angegeben werden. Es ist aber nicht erkennbar, dass darin eine Jodverbindung steckt. Der rosarote Farbstoff Erythrosin (E 127) ist solch eine Substanz.

Vorsicht, wenn Kinder Fluoridtabletten einnehmen

Nicht nur Jod steckt im Salz. Nach Angaben des Frankfurter Marktforschungsunternehmens AC Nielsen wird die Hälfte des Umsatzes an Speisesalz mit Produkten gemacht, die neben Jod auch mit Fluorid angereichert sind. Fluor schützt vor Karies und soll helfen, die Zahngesundheit zu verbessern. Das Mineral ist aber auch in den meisten Zahncremes enthalten, in Mineralwasser und in geringer Menge natürlicherweise in Lebensmitteln. Anders als Jod, ist Fluor jedoch nicht lebensnotwendig, sodass der Verzehr damit angereicherter Lebensmittel nicht nötig ist. Weil Kinder zudem schnell mal die Zahnpasta herunterschlucken, ist bei ihnen besondere Vorsicht geboten. Denn die Obergrenze dessen, was gesund ist, wird schnell überschritten. Vor allem dann, wenn Kinder auch noch Fluoridtabletten einnehmen. Ein Zuviel macht sich durch **weiße Flecken auf den Zähnen** bemerkbar, der Fluoridose, die nicht wieder weggehen. Wenn Kinder mitessen, sollte fluoridiertes Speisesalz also lieber nicht auf den Tisch kommen.

 ## Problemfall Selen

Dass auch eigentlich positiv bewertete Mineralien Nebenwirkungen haben können, sieht man am Beispiel von Selen. An sich wirkt Selen modulierend auf das Immunsystem, sodass es vor Autoimmunkrankheiten wie etwa Arthritis schützt. In der Naturkosmetik gilt es als Geheimtipp gegen Haar- und Nagelwuchsstörungen. Jedoch enthalten unsere Lebensmittel heute vermutlich weniger Selen als früher, vor allem dann, wenn sie aus konventioneller Erzeugung mit reichlich Düngereinsatz stammen, weil dadurch Selen durch andere Mineralien »abgefischt« wird. Dennoch ist die unkontrollierte Einnahme entsprechender Nahrungsergänzungen und -zusätze keine Alternative. Wissenschaftler der Universität von Buffalo, USA, fanden nämlich heraus, dass täglich schon 200 Mikrogramm Selen – der Tagesbedarf liegt zwischen 30 und 70 Mikrogramm – das **Diabetesrisiko fast auf das Dreifache** ansteigen lassen. Höhere Dosierungen über längere Zeit können außerdem zu Herzschwäche sowie Leber- und Nervenschäden führen.

Die Grenze zwischen Functional Food und Medizin ist fließend

Einerseits sind funktionelle Lebensmittel, wie gesagt, »ganz normale« Produkte. Sie müssen darum nicht extra von den Behörden zugelassen werden. Andererseits sollen damit konkrete medizinische Effekte erzielt werden, sodass sie eigentlich einer Zulassung als Arzneimittel bedürfen – und die bekommt man erst nach umfangreichen und kostspieligen Tests. Doch genau diese Tests führen nur die wenigsten Anbieter durch. Sie suchen sich stattdessen **rhetorische Nischen**, sprechen von »herzschützender Wirkung« anstatt von »Vorbeugung gegen Herzinfarkt« und von »stärkt die Immunabwehr« anstelle von »schützt vor Schnupfen, Husten, Heiserkeit«. In der Pharmakologie spricht man in diesem Zusammenhang gerne von »weichen Indikationen«. Mit anderen Worten: Man wählt eine Formulierung so, dass sich jeder Kunde denken kann, welcher gesundheitliche Effekt gemeint ist – auch wenn er nicht ausdrücklich ausgesprochen wird, geschweige denn, nachgewiesen ist.

Health-Claims-Verordnung bietet Schlupfloch

Die sogenannte »Health-Claims-Verordnung« der EU will schwammige Aussagen wie »Hält fit« oder »Stärkt die Abwehr« verhindern und die Verbraucher vor Irreführung schützen. Die Verordnung schreibt vor, dass gesundheitsbezogene Aussagen nur dann zulässig sind, wenn sie wissenschaftlich eindeutig nachgewiesen sind. Und zwar in Studien mit einer größeren Anzahl an Probanden, die das jeweilige Produkt eine Zeit lang gegessen haben und deren Gesundheitszustand dokumentiert wurde. Die Aussage »Wirkt Entzündungen an Gelenken entgegen« oder »Senkt den Cholesterinspiegel« muss also durch eine gute Studie eindeutig belegt sein, ansonsten darf damit nicht geworben werden. Das klingt gut, weil **Etikettenschwindel ein Riegel vorgeschoben** wird.

Doch was ist mit kleineren Firmen, die sich keine aufwendigen Tests leisten können? Verschwinden ihre Produkte vom Markt? Nein, denn die Verordnung bietet ihnen ein Schlupfloch: die Möglichkeit, ein Produkt mit Gesundheitsparolen zu profilieren, ohne viel dafür zu tun. So ist es möglich, auch ohne Studien werbliche Aussagen zu treffen, wenn die Aussagen wissenschaftlich

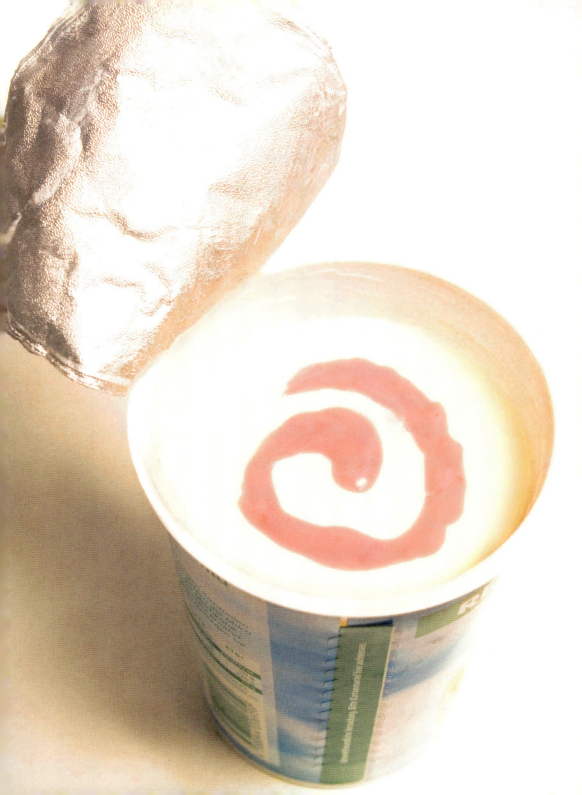

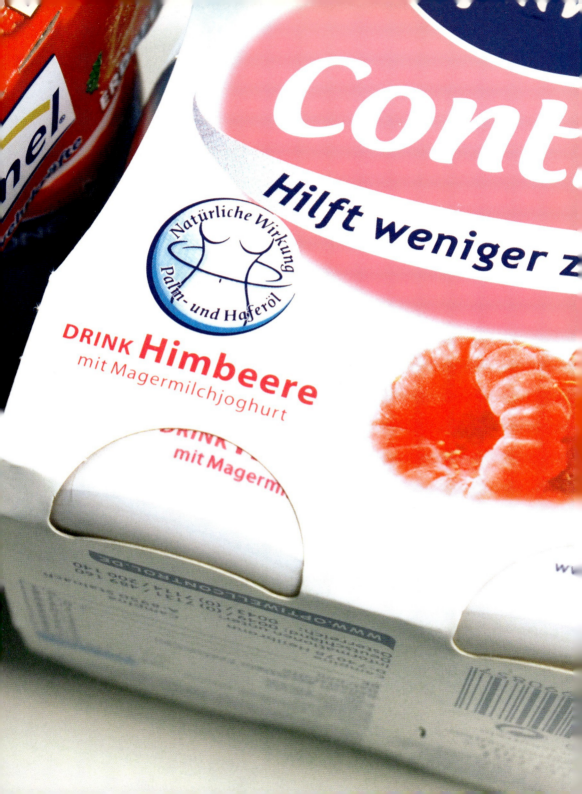

anerkannt sind und sich dafür in der Literatur eindeutige Belege finden. Dazu zählen z. B. Aussagen wie, dass Kalzium gut für die Knochen ist, weil es nachweislich den Knochenaufbau fördert, oder dass Ballaststoffe die Verdauung beschleunigen, was auch bewiesen ist. Die Aussagen müssen als sogenannter »Claim« im Gemeinschaftsregister der EU aufgeführt sein, also für ein Lebensmittel oder eine Lebensmittelzutat zugelassen sein.

Übergangsregelungen schinden Zeit

Eine Liste mit den zulässigen gesundheitsbezogenen Aussagen, mit denen ein Lebensmittel für sich werben darf, muss aber erst noch fertiggestellt werden, und das kann dauern, weil sich erst einmal alle Mitgliedsstaaten darauf einigen müssen, was ausgelobt werden darf und was nicht. Die endgültige Liste wird **erst im Jahr 2010** stehen, teilte die Europäische Behörde für Lebensmittelsicherheit gerade mit. Außerdem gelten vielfältige Übergangsregelungen für Altprodukte, also Lebensmittel, die bis Juli 2007 bereits auf dem Markt waren. Sie sollen es Herstellern und Händlern erleichtern, sich auf die neue Verordnung einzustellen. Mit der Konsequenz, dass manche funktionellen Lebensmittel voraussichtlich noch jahrelang nach bisherigem Muster ausgelobt werden. Bis auf Weiteres wird Functional Food mit schwammigen Aussagen angeboten werden. Skepsis ist also weiterhin angebracht.

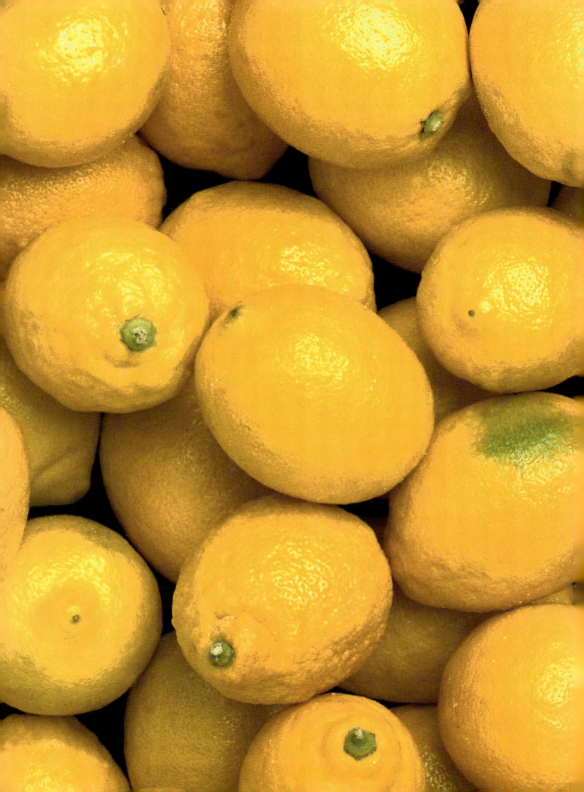

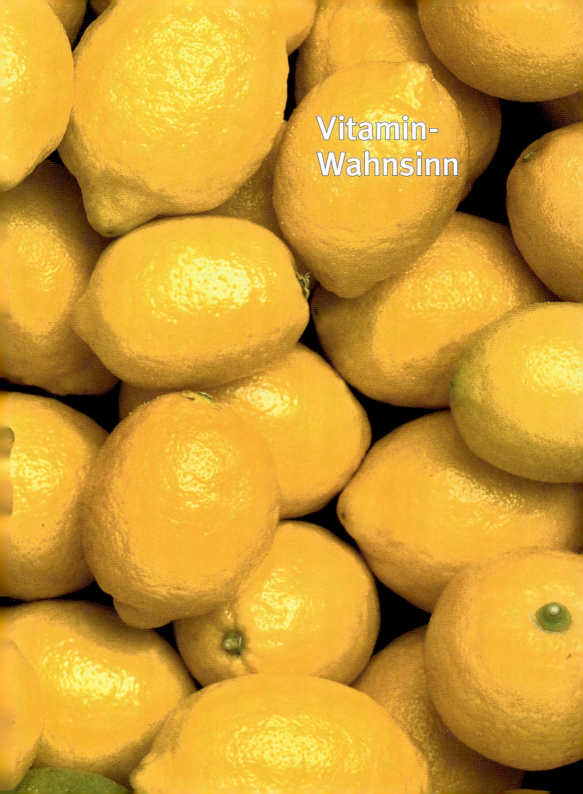

Vitamin-Wahnsinn

Vitamine sind wichtig, doch sie können nicht alles

Vitamine sind lebenswichtig, keine Frage! Doch sie sind nicht der Königsweg zu Gesundheit und einem langen Leben. Ihr überragendes Image verdanken sie weniger ihren physiologischen Eigenschaften als ihrem Namen – und den Marketingstrategien der Lebensmittel- und Pharmaindustrie.

 ## Vitamine – niemand weiß, wie viel wir brauchen

Bei den Vitaminen handelt es sich um keine chemisch einheitliche Stoffgruppe, weswegen ihre Anzahl im Laufe der Geschichte immer wieder schwankte. Heute zählt man in der Regel fünf fettlösliche (A bzw. Beta-Carotin, D, E und K) sowie neun wasserlösliche Vitamine (B_1, B_2, B_3, B_5, B_6, B_7, B_{12}, Folsäure und Vitamin C). Auch was den Bedarf der einzelnen Vitamine angeht, hat es in der Geschichte immer wieder Änderungen gegeben. Und noch heute herrscht keine Einigkeit. So empfiehlt die Deutsche Gesellschaft für Ernährung 100 Milligramm Vitamin C pro Tag, während die Weltgesundheitsorganisation schon mit 45 mg zufrieden ist und den englischen Nahrungsspezialisten sogar 40 Milligramm reichen. Bei den anderen Vitaminen gehen die **Empfehlungen ähnlich weit auseinander.** Dieses Chaos sollte jeden allerdings dazu anregen, logisch weiter zu denken. Denn wenn uns niemand konkret sagen kann, welche Vitaminmengen wir brauchen, kann auch niemand konkret sagen, ob wir zu wenig von ihnen zu uns nehmen. Dennoch hören und lesen wir allerorten, dass wir praktisch alle unter Vitaminmangel leiden oder zumindest davon bedroht sind. Eine völlig unbewiesene These. Doch sie fördert den Absatz von Vitaminpillen und angereicherten Lebensmitteln, dem Functional Food oder den Nutraceuticals.

Vitamine können wir auch selber bilden

Zur Behauptung vom grassierenden Vitaminmangel gehört die These, dass der menschliche Organismus auf die Zufuhr von Vitaminen angewiesen sei, weil er sie nicht selbst herstellen könne. Dies lässt sich jedoch nicht für alle verallgemeinern. So wird Vitamin D permanent von unserer Haut produziert (übrigens unter Verwendung von Cholesterin!), und das in Mengen von 80 Prozent des gesamten Bedarfs. Vorausgesetzt, wir halten uns hin und wieder im Tageslicht auf. Zweitens wird Vitamin K problemlos jeden Tag von Bakterienstämmen in unserem Darm hergestellt. Drittens wird Vitamin B_{12} ebenfalls von Darmbakterien synthetisiert. Außerdem werden die über die Galle ausgeschiedenen Vitaminmengen vom Körper gleich wieder rückverdaut. Viertens wird das B-Vitamin Biotin ebenfalls von Darmbakterien gebildet. Bei gesunden Menschen kommt es deshalb praktisch nie zum Biotinmangel. Nicht zuletzt kann das B-Vitamin Niacin aus Tryptophan gebildet werden, und diesen Stoff findet man reichlich in Fleisch, Milch und Eiern.

 ## Nur ein Puzzlestein im großen Ganzen

Doch egal, ob Vitamine selbst hergestellt oder zugeführt werden: Sie sind ohne Frage lebenswichtig; praktisch kein Vorgang in unserem Körper, der ohne sie auskommt. Diese Eigenschaft teilen sie zwar auch mit den Mineralien, doch im Unterschied zu denen gibt es Vitamine nur in der lebendigen Natur, also nicht im Boden oder in Steinen. Eine zentrale Rolle spielen sie im Stoffwechsel und in den komplexen Funktionen des Immunsystems, darüber hinaus schützen sie den Körper vor freien Radikalen, also aggressiven Substanzen, die beispielsweise beim Rauchen und unter Strahlenbelastung in großen Mengen anfallen und unser Gewebe schwer schädigen können. Doch so wichtig Vitamine auch sind – allein vermögen sie nichts. Neben ihnen tragen auch Polyphenole, Ballaststoffe, Saponine, Sulfide, ungesättigte Fettsäuren und viele andere Stoffe aus der Nahrung zu unserem Wohlbefinden bei. »Allein in Pflanzen gibt es wahrscheinlich 10 000 verschiedene Inhaltsstoffe, die den menschlichen Körper beeinflussen«, erklärt Gerhard Jahreis, Professor für Ernährungswissenschaften an der Universität Jena, »wir kennen gerade mal 4 000 und wie die alle zusammen in der Nahrung wirken, haben wir überhaupt noch nicht verstanden.« Und schon vor Jahrzehnten prägte der Arzt Werner Kollath den Satz, dass das Ganze mehr sei als die Summe einzelner Teile. Dass also ein Lebensmittel in seiner Gesamtheit anders wirkt als ein isolierter Stoff.

38 Langzeitwirkung von Functional Food nicht bekannt

Auch wenn das Heer der Nährstoffe für unseren Verstand unbegreiflich ist – unser Körper hat im Laufe der Evolution gelernt, mit ihnen umzugehen und sie für sich zu nutzen. Sonst wären wir schon längst ausgestorben. Voraussetzung ist freilich, dass die Biostoffe in ihrer natürlichen Umgebung vorkommen, denn in der Evolution gab es keine Labors. Oder anders ausgedrückt: Der komplexe Biostoffcocktail aus Brokkoli, Möhren, Brot und Joghurt kann unseren Organismus nicht mehr in Verlegenheit bringen. Doch was ist, wenn man einen der Stoffe isoliert und ihn artfremd in Functional Food verpackt, also etwa probiotische Kulturen in Joghurt einrührt oder den Fruchtsaft mit einem Vitamincocktail impft? Wenn man Margarine mit Pflanzenstoffen versetzt, die den Cholesterinspiegel senken und somit ein Nutraceutical schafft, also ein Lebensmittel mit medizinischer Wirkung? Kein seriöser Wissenschaftler kann bisher eine abschließende Antwort darauf geben. Bis heute ist nur wenig darüber bekannt, wie mit Vitaminen oder anderen Biostoffen angereicherte Lebensmittel eigentlich auf den Körper wirken. Es gibt lediglich Hinweise darauf, dass Biostoffe in der natürlichen Verpackung besser verwertet werden können als ihre Konkurrenten aus dem Labor.

39 Synthetisches Vitamin wird nicht so gut verwertet

Mittlerweile existieren zahlreiche Studien, die auf eine bessere Verfügbarkeit von Vitaminen und auch Mineralien aus natürlicher Herkunft hinweisen. Manchmal ist es allerdings auch anders herum, dann werden diese Stoffe durch ihre natürlichen Begleiter ausgebremst, gerade bei Vitamin B_1 und Beta-Carotin findet man dies oft, und Mineralien wie Kalzium und Magnesium konkurrieren gnadenlos um ihren Zugang zu den Körperzellen. Doch auch das hat ja seinen tieferen evolutionären Sinn, denn sonst würde unser Organismus anders mit diesen Stoffen verfahren. Nichtsdestoweniger kommen immer mehr Vitamine aus den Labors auf den Markt, obwohl wir uns heute aus einem umfangreichen Angebot vitaminreicher Frisch- und Tiefkühlkost bedienen können. Vitaminpräparate gehören zu den Standardausrüstungen der Apotheken und Supermärkte, und Vitaminzusätze in Lebensmitteln sind geradezu selbstverständlich geworden. Vom Fruchtsaft über den Joghurt und die Margarine bis zum Gummibärchen, sogar die **Salami enthält heute mehr Vitamin C als ein Apfel**. Weltweit werden pro Jahr etwa 80 000 Tonnen synthetisches Vitamin C in Präparaten und Nahrungsmitteln verarbeitet. Bei Vitamin E, Beta-Carotin und den B-Vitaminen gehen die Zahlen in ähnliche Richtungen.

Isoliertes Beta-Carotin kommt in der Natur nicht vor

Synthetische und natürliche Vitamine lassen sich auch deswegen kaum vergleichen, weil die einen isoliert auftreten, während die anderen nur im Verbund zu finden sind. Beispiel Beta-Carotin: Mittlerweile kennt man **über 650 Carotinoide**, unter denen Beta-Carotin in keinster Weise heraussticht. Auch nicht in seiner Eigenschaft als Provitamin A. Denn dieses chemische Meisterstück, sich problemlos zu Vitamin A umwandeln zu lassen, beherrschen neben Beta-Carotin noch etwa 50 andere Carotinoide. Also auch hier kein Anspruch auf Einzigartigkeit.

Es gibt mithin keinen vernünftigen Grund, Beta-Carotin gegenüber seinen anderen Kollegen von der Carotin-Front den Vorzug zu geben. Die Natur weiß das und besteht auf ihre Carotingemische. Es gibt keine Pflanze, in der man ausschließlich Beta-Carotin finden würde. Und dieses System hat sich für uns bewährt, viele Jahrtausende lang. Bislang ist nicht ein Mensch durch die Carotinoide aus Möhren und Tomaten zu Schaden gekommen – bei den Carotinen, wie sie in den Vitaminpillen und Multivitaminsäften vorkommen, kann man da nicht so sicher sein.

Beta-Carotin für Raucher gefährlich

Vor dem Hintergrund des bunten und reichhaltigen Vitaminangebots droht uns eher Übersättigung als Mangel.

Doch diese Erkenntnis setzt sich hierzulande erst langsam durch. Als Norwegen 1999, um die Volksgesundheit

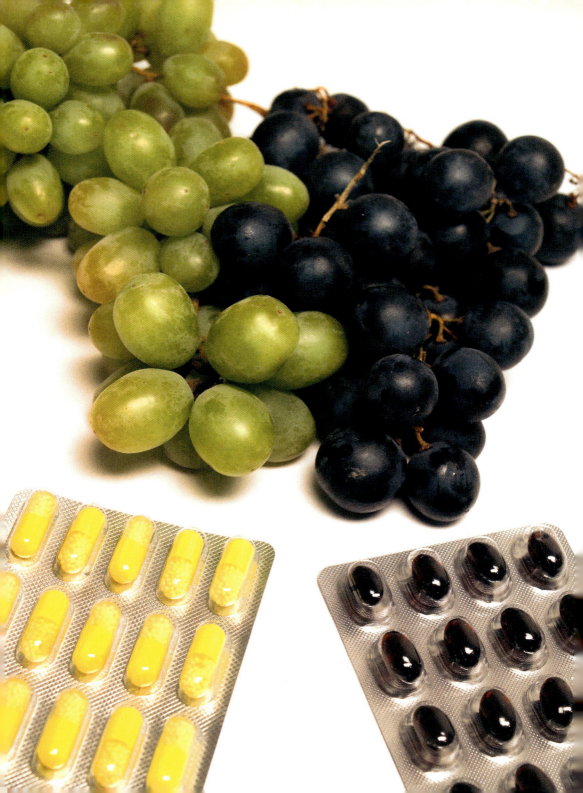

zu schützen, die Einfuhr von vitamin- und eisenangereicherten Cornflakes von Kellogg's untersagte, wurde dies hierzulande noch als überzogen belächelt. Doch schon zwei Jahre später warnte das damalige Bundesinstitut für gesundheitlichen Verbraucherschutz und Veterinärmedizin (BgVV), wenn auch nicht vor Eisenzusätzen in Flakes, so doch vor Lebensmitteln mit zugesetztem Beta-Carotin und sogenanntem Rauchervitamin. Der Grund: Studien hatten ergeben, dass bereits **täglich 20 Milligramm Beta-Carotin das Risiko für Lungenkrebs** und Herz-Kreislauf-Erkrankungen bei Rauchern erhöhen. 2 bis 4 Milligramm sollen es eigentlich täglich sein, doch viele Präparate enthielten 20 Milligramm und mehr.

Wenn's innen fehlt, wird's von außen zugeführt

Gerade Mediziner und Apotheker machen immer wieder den Fehler, dass sie von dem Defizit einer wichtigen Substanz auf die Notwendigkeit schließen, dem Körper die betreffende Substanz zuführen zu müssen, um das Defizit auszugleichen. Als man dann bei Rauchern niedrige Beta-Carotin-Werte in deren Lungen fand, lag es daher auf der Hand, ihnen entsprechende Präparate oder Nahrungszusätze zu empfehlen. **Ein folgenschwerer Denkfehler!**

Denn der Körper eines Rauchers setzt das Beta-Carotin-Level in den Lungen ganz gezielt nach unten. Weil er genug damit zu tun hat, die freien Radikale zu entschärfen, die aus dem Tabakrauch entstehen. Da kann er nicht noch weitere freie Radikale gebrauchen, und deswegen entfernt er alles, was ihm weiteren Ärger an der Radikalenfront einbrocken könnte. Und dazu gehört eben auch Beta-Carotin, weil es zwar als Radikalenfänger überschüssige Elektronen an sich zieht, aber im Körper eines Rauchers niemanden mehr findet, an den es dieses Elektron wieder abgeben könnte. Denn dessen antioxidative Kapazitäten sind ja vollkommen damit ausgelastet, den Raucherqualm zu entschärfen. Mit anderen Worten: Beta-Carotin findet im Körper eines Rauchers keinen Abnehmer mehr für die Elektronenbeute, die es bei seinen Touren als Radikalenfänger gemacht hat. Es bleibt auf diesen Elektronen sitzen und wird dadurch selbst zum freien Radikal.

Vitamin-Wahnsinn

Vitamine verstecken sich hinter E-Nummern

Viele Vitamine wandern in unsere heutigen Lebensmittel, oft verdeckt unter den gebräuchlichen E-Kürzeln für Zusatzstoffe. Bei diesen Nahrungsmitteln handelt es sich eigentlich nicht um Functional Food, weil ja die Biostoffe nicht absichtlich wegen eines Zusatznutzens für die Gesundheit eingebracht werden. Doch **sie tragen mitunter massiv zu unserer Vitaminbilanz bei** und machen daher eine Extraportion Vitamine über Pillen oder Functional Food überflüssig.

- *Vitamin B_2 (Riboflavin). Kürzel: E 101.* Wird als gelber Farbstoff eingesetzt. Findet sich vor allem in Desserts, Cremespeisen, Käse, Eiscreme und Pudding.
- *Beta-Carotin. Kürzel: E 160 a.* Gibt den Nahrungsmitteln eine knallig orange-gelbe Farbe. Besonders in Shrimps, Lachs, Kartoffelchips, Limonade, Käse, Butter und Fruchtsäften.
- *Vitamin C. Auch als Ascorbinsäure oder unter dem Kürzel E 300:* Oft auch als Salz (Ascorbat): E 301, E 302, E 316. Beliebtes Antioxidationsmittel, findet sich überall in verderblichen Waren.
- *Vitamin E. Unter den Kürzeln E 306 bis E 309.* Schützt Fette vor Oxidation, wird daher vor allem Margarinen, Speiseölen und Schokolade zugesetzt.

In Säften schwimmen chemisch veränderte Vitamine

Mittlerweile gibt es keinen Multivitaminsaft mehr ohne zugesetzte Vitamine. Doch wie kommt eigentlich ein Vitamin, wie z. B. Beta-Carotin, das sich nur in Fett, nicht aber in Wasser lösen lässt, in einen Saft hinein? Wissenschaftler entwickelten eine Methode, bei der die Carotinkristalle verkleinert und mit Gelatine verkapselt werden. Die verteilen sich sofort in Wasser, wodurch Carotin auch zu einem Färbemittel für Flüssiges wie Säfte und Limonaden avanciert – **Carotin färbt Getränke knallorange.** Auf dem Etikett findet man den Hinweis auf das Beta-Carotin unter E 160 a. Die Hersteller beeilen sich, auf die prinzipielle chemische Gleichheit ihres Carotins mit dem in der Natur zu verweisen. Tatsache ist jedoch, dass jede physikalische Zerkleinerung eine chemische Wirkungsverstärkung mit sich bringt. Denn je stärker ein Carotinkristall zerkleinert wird, umso größer ist die Oberfläche,

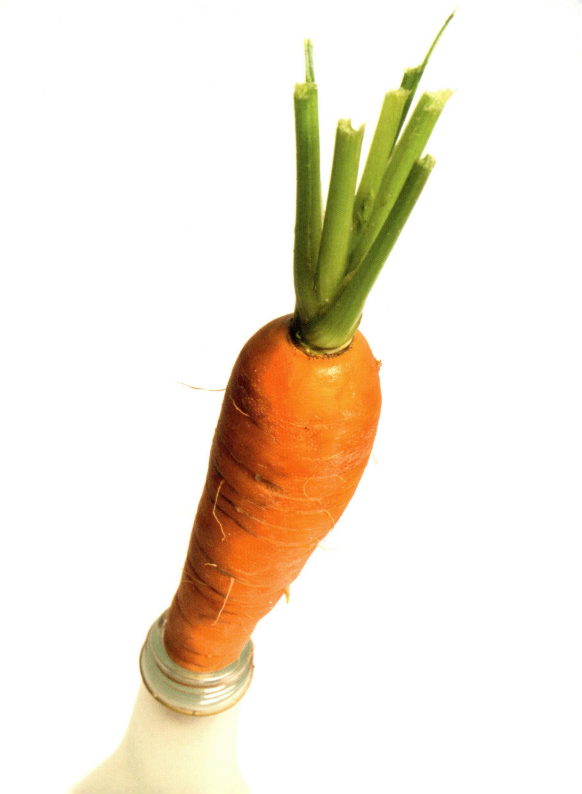

Vitamin-Wahnsinn

mit der chemische Reaktionen möglich sind. Was diese Veränderung schließlich für den menschlichen Körper ausmacht, lässt sich kaum abschätzen. Und was ein Saft mit A-C-E-Zusatz bewirkt, schon gar nicht.

45 Multi-Säfte haben viel zu viel Beta-Carotin

Weil der Konsum von synthetischem Beta-Carotin gefährlich ist, gab das Bundesinstitut für Risikobewertung schon 2001 an die Hersteller den Appell heraus, höchstens 2 Milligramm Beta-Carotin in Multi-Säfte zu rühren – oder am besten ganz darauf zu verzichten. Doch Pustekuchen! In einem »Öko-Test« schnitten mehr als zwei Drittel der ACE-Drinks mit dem Ergebnis **mangelhaft oder ungenügend** ab. Acht der 19 geprüften Säfte enthielten pro Glas mehr isoliertes Beta-Carotin als die Berliner Behörde empfiehlt. Erkennbar sei das meist nicht, warnen die Tester: »Da isoliertes Beta-Carotin schon länger umstritten ist, deklarieren viele Hersteller es umgerechnet in Vitamin A oder Provitamin A.« Dadurch aber wird der Einsatz der künstlichen Variante verschleiert. Werden also zwei Gläser getrunken, ist das Maß mehr als voll. Die Verbraucherzentralen fanden bei der Untersuchung von rund 250 Multivitaminsäften und ACE-Säften vor einigen Jahren sogar bis zu 6 Milligramm Beta-Carotin je 100 Milliliter – auf lediglich 2 bis 4 Milligramm sollte man pro Tag kommen. Ein wenig scheinen die Warnungen also schon Gehör gefunden zu haben, wenn auch noch nicht in ausreichendem Maße. Überhaupt befinden sich in der Regel mehr Vitamine in der Flasche, als auf dem Etikett angegeben, denn Vitamine bauen sich mit der Zeit ab. Da die Mengen, die auf dem Produkt ausgewiesen sind, aber bis zum Ende des Haltbarkeitsdatums drin sein müssen, ist der Ausgangsgehalt höher als der deklarierte Wert.

46 Bio-Alternativen sind besser

Wer nicht auf die Vitaminspritze aus der Flasche verzichten möchte, dem rät das »Öko-Test-Magazin« zu natürlichen Säften mit natürlichem Beta-Carotin. Es stammt meist aus Karotten und hat, nach allem, was man heute weiß, keine negativen Nebenwirkungen. Im Test hatte allerdings nur knapp die Hälfte der 19 Säfte natürliche Vitamine in sich. Teils handelte es sich dabei um Säfte aus kontrolliert biologischem Anbau. Öko-Obst aus der Flasche darf

Vitamine sind wichtig, doch sie können nicht alles

nämlich **keine synthetischen Vitamine** und sonstigen künstlichen Zusätze enthalten. Die Vitamine, die sie liefern, stammen aus der gepressten Frucht, aus Fruchtsaftkonzentraten, die mit Wasser rückverdünnt werden oder, z. B. um die Vitamin-C-Bilanz zu erhöhen, aus einem gezielten Zusatz an Cranberrys. Weizenkeimöl liefert zudem natürliches Vitamin E.

Genmanipulierte Vitamine aus der Flasche

Auch vor dem Hintergrund, dass Vitamine heute meist gentechnisch produziert werden, überzeugt die Bio-Variante. Bei den natürlichen Ressourcen für die Vitaminproduktion handelt es sich nämlich fast immer um genmanipulierte Bakterien. Eine davon ist Bacillus subtilis, der von Haus aus große Mengen an Riboflavin (Vitamin B_2) produziert. Und er braucht dazu nichts weiter als simplen Traubenzucker, was ihn natürlich schon **aus Kostengründen äußerst attraktiv** macht.

Doch den Pharmaunternehmern reichte der natürliche Auswurf von Bacillus subtilis nicht mehr aus, weswegen man ihn gentechnisch dazu brachte, seine Produktion zu steigern. In der Branche gilt er seitdem als echtes Arbeitspferd zur biotechnologischen Gewinnung von Riboflavin. Allerdings muss betont werden, dass im fertigen Riboflavin keine veränderten Genpartikel mehr zu finden sind, weil der Stoff »nur« mithilfe der Gentechnik erzeugt wurde, aber selbst nicht manipuliert ist.

Generell: besser Obst als Saft

Um gesund zu essen und zu trinken, ist es eh nicht nötig, Vitaminbomben aus der Flasche und andere Nahrungsergänzungsmittel zu konsumieren. Die Deutsche Gesellschaft für Ernährung rät zu fünf Gemüse- und Obstportionen pro Tag. Gegessen wird jeweils so viel, wie in eine Hand passt. **Obst- und Gemüsesäfte sollten die Ausnahme sein.** Sie können hin und wieder eine Portion ersetzen, wenn die Zeit mal knapp ist.

Mehr nicht. Denn die Säfte liefern nicht nur Vitamine, sondern auch viel Zucker. Mit Vitaminen aufgepeppte Fruchtnektare je nach Fruchtart zwischen 25 und 50 Prozent, Fruchtsaftgetränke bis zu 30 Prozent. Selbst wenn der Saft ohne zugesetzten Zucker auskommt, so enthält er reichlich Fruchtzucker, auch Fructose genannt, der bei immer mehr Menschen für Unwohlsein sorgt.

Vitamin-Wahnsinn

Auch Erfrischungsgetränke nur noch mit Zusatz

Doch nicht nur Vitamine stecken in Säften und Erfrischungsdrinks. Als die Verbraucherzentralen vor einigen Jahren 238 alkoholfreie Erfrischungsgetränke testeten, fanden sie darunter kein einziges ohne einen funktionellen Zusatz. Insgesamt enthielten die Getränke **103 unterschiedliche Wirksubstanzen**, von Aloe vera über Johanniskraut und Algen bis hin zu Grüntee, Ballaststoffen und Apfelessig. Spitzenreiter aber waren die Vitamine, die sich in über der Hälfte aller Getränke fand.

Wellnessdrinks: teures Wasser

Insgesamt 167 Mal fanden die Verbraucherzentralen in den getesteten Getränken einen pflanzlichen Zusatz. Und dessen Variationen lesen sich wie das »Who is Who« der Phytotherapie: Aloe vera, Borretsch, Cranberry, Ginkgo, Ginseng, Holunder, Hopfen, Johanniskraut, Kamille, Melisse, Pfefferminze und vieles andere mehr. Darüber hinaus entdeckte man Zusätze aus isolierten Pflanzenstoffen wie **Flavonoide, Phytoöstrogene, Anthocyane und Lycopin**. Bei Letzteren handelt es sich um sekundäre Pflanzenstoffe, denen die Wissenschaft erst seit einigen Jahren ihr Augenmerk schenkt. Sie gelten als Alleskönner im Kampf gegen Altern und Krankheiten. Dass sie in den Getränken überhaupt wirken, ist unwahrscheinlich. Der Grund: Oft finden sich die Zusätze an vorletzter Stelle auf der Zutatenliste. Und das ist ein deutlicher Hinweis darauf, dass ihr Anteil und damit die Dosierung für eine Wirkung viel zu gering sind.

Finger weg von angereicherten Kinderlebensmitteln

Der Spaß hört spätestens da auf, wo spezielle Lebensmittel für Kinder mit Vitaminen vollgepumpt werden. Beispiele dafür sind »Lach-Gummi mit wertvollen Vitaminen« von Storck und die mit Vitamin B_{12} vollgestopften »Monte« von Zott. Die Lebensmittelindustrie hat erkannt, dass besorgte Eltern bereit sind, für mit Vitaminen angereicherte Kinderkost viel Geld auszugeben. Aktuelle Erhebungen weisen darauf hin, dass Kinder teilweise

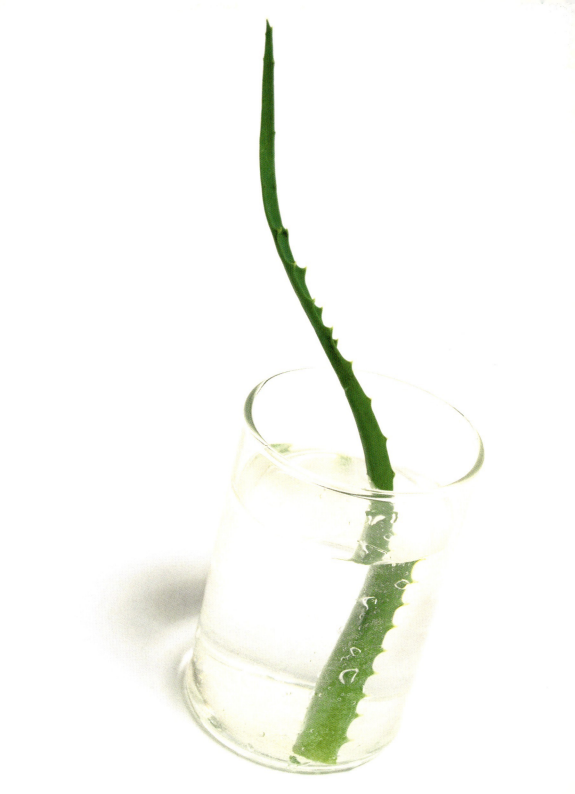

Vitamin-Wahnsinn

50 Prozent ihrer Vitaminaufnahme aus Zusätzen und Präparaten decken. Seriöse Kinderärzte und Ernährungsexperten können diesem Trend jedoch nicht viel abgewinnen. »Die heute übliche Anreicherung mit Vitaminen und Mineralstoffen ist generell als kritisch zu sehen«, erklärt Mathilde Kersting vom Forschungsinstitut für Kinderernährung (FKE) in Dortmund. Sie erzeuge bei den Verbrauchern eine Scheinsicherheit, alles Menschenmögliche für die gesunde Ernährung ihrer Kinder getan zu haben.

Das FKE untersucht immer wieder spezielle Lebensmittel für Kinder. Geschätzt wird, dass zurzeit mehr als **350 verschiedene Kinderprodukte** erhältlich sind. Etwa 40 Prozent davon werden mit Vitaminen angereichert, ergab eine Erhebung aus dem Jahr 2004. Vor allem Frühstücksknuspereien wie Flakes und Pops strotzten davor. Die Fachleute des FKE errechneten: Werden täglich aus fünf Produktgruppen die Kinderlebensmittel ausgewählt, die den höchsten bzw. niedrigsten Gehalt an Vitaminen in sich haben, dann würden die Kinder in jedem Fall mit Vitaminen überversorgt. Bei Vitamin B_6 und Biotin würde bis zum Siebenfachen der Empfehlung für den täglichen Bedarf erreicht, bei verschiedenen B-Vitaminen je nach Alter und Empfehlung maximal das Zwei- bis Dreifache, mindestens aber der einfache Wert.

Kinderlebensmittel enthalten Monsterdosen Vitamine

Im Jahre 2005 untersuchte die österreichische Arbeitskammer 57 Kinderlebensmittel auf ihren tatsächlichen Nährwert. Ihr Resümee: »Die Zugabe der Vitamine erfolgt willkürlich und wird scheinbar blind verabreicht.« So würden vielen Produkten große Mengen an B-Vitaminen und Vitamin C zugesetzt, obwohl die Kinder ausgerechnet an diesen Nährstoffen keinen Mangel haben. Ein Beispiel: 20 Gramm »Gripsis«, eine Bonbonsorte, die mit ihrem »ausgeklügelten« Vitaminkomplex wirbt, liefern einem Grundschüler ungefähr 150 Prozent seines Bedarfs an Vitamin B_1, B_2 und B_{12}; bei Vitamin C und B_6 sind es sogar 300 Prozent. Generell nehmen Kinder mittlerweile 20 bis 50 Prozent mehr Vitamine zu sich als empfohlen, **in einigen Kindersäften fand das FKE sogar 600 Prozent** der als sicher eingestuften Vitaminmengen. Dabei haben die Kinder von diesen Biostoffen schon durch die übliche Nahrung mehr als genug. Und noch einen Nachteil kritisieren die FKE-Experten:

dass mehr als 80 Prozent der Kinderlebensmittel gesüßt sind. Da liefern also Lebensmittel den Jüngsten unter dem Deckmäntelchen von Vitaminen jede Menge Zahnkillersubstanzen.

Eine repräsentative Erhebung des Children's National Medical Center in Washington zeigte sogar, dass das Asthmarisiko von Kleinkindern um das 1,3-Fache steigt, wenn sie in den ersten sechs Monaten ein Multivitaminpräparat erhalten. Bei Nahrungsmittelallergien steigt das Risiko sogar um das 1,6-Fache. Die Wissenschaftler erklären sich diesen Effekt daraus, dass durch die Vitamine vermutlich bestimmte Teile des Immunsystems überaktiviert werden, die dann diese Wirkungen auslösen. Auf Nummer sicher geht also, wer all den Kinderkram liegen lässt und die Jüngsten mit dem versorgt, was sie wirklich brauchen. Eine Überversorgung mit Biostoffen durch natürliche Lebensmittel ist nämlich kaum möglich. Opti-Mix, die Kostform, die das FKE empfiehlt, umfasst reichlich Gemüse, Obst und Vollkorn, dazu Milchprodukte, Fisch und Fleisch in Maßen.

Auch hohe Dosen Vitamin C kritisch

Schon länger bekannt ist, dass fettlösliche Vitamine (A, Beta-Carotin, D, E und K) sich im menschlichen Fettgewebe anreichern und dadurch zu Vergiftungen führen können. In jüngerer Zeit häufigen sich jedoch auch **Verdachtsmomente für wasserlösliche Vitamine** (B-Vitamine und Vitamin C). Man war immer davon ausgegangen, dass deren Überschuss vollständig mit dem Urin ausgeschieden wird. Doch das scheint nicht der Fall (Seite 58 ff.). Schon mit einer Currywurst mit Pommes und Ketchup, selbst die gibt es heute nicht mehr ohne Vitamine, kommt man auf 30 Milligramm Vitamin C, mit einem Glas Limonade dazu (30 Milligramm) und einem Pusztasalat vom Discounter (40 Milligramm) ist man dann schon beim Doppelten von dem, was die WHO als tägliche Vitamin-C-Zufuhr empfiehlt.

Vitamin-Wahnsinn

 ## Vitamin C schädigt weiße Blutkörperchen

Schon in den frühen 90ern stellten Wissenschaftler in Laborversuchen fest, dass sich in Zellkulturen die Anzahl von Mutationen (Erbgutschäden) erhöhte, wenn man sie mit großen Mengen an isoliertem Vitamin C konfrontierte. Um diese Ergebnisse am Menschen zu überprüfen, ließ Ian Podmore von der Universität Leicester 30 gesunde Testpersonen täglich 500 Milligramm Vitamin C einnehmen, die man schon in einer einzigen Vitamin-C-Brause-Tablette finden kann. Über einen Zeitraum von sechs Wochen wurde das Erbgut der Lymphozyten (einer Unterart der weißen Blutkörperchen) aus dem Blut der Testpersonen untersucht. Das Ergebnis: **Vitamin C schützt und schädigt gleichzeitig** das Erbgut menschlicher Lymphozyten. Während sich an den Guanin-Anteilen der Erbmasse die Schäden verringerten, nahmen sie an den Adenin-Anteilen deutlich zu. Dies kann durchaus zur Schwächung des Immunsystems führen. So schnell wird also aus dem angeblichen Muntermacher ein Mürbemacher des Immunsystems.

 ## Mögliche Risiken von Vitaminüberdosierungen

Vitamin A. Kurzfristig ab 100 Milligramm pro Tag Vergiftungsgefahr, langfristig ab 10 Milligramm Risiko für Leberschäden, Appetitverlust, Hauttrockenheit, Osteoporose sowie Aborte und Missbildungen beim Neugeborenen.

Beta-Carotin. Raucher haben ab 20 Milligramm täglich ein erhöhtes Risiko für Krebs und Herz-Kreislauf-Erkrankungen.

Vitamin B1 (Thiamin). Kein Risiko bekannt.

Vitamin B2 (Riboflavin). Die Einnahme von Riboflavinpräparaten führt oft zu einer grellgelben Verfärbung des Urins.

Vitamin B3 (Niacin). Mengen über 100 Milligramm können zu Vergiftungen mit Übelkeit, Kopfschmerzen und Muskelkrämpfen führen.

Vitamin B5 (Pantothensäure). Kein Risiko bekannt.

Vitamin B6 (Pyridoxin). Schon mäßig erhöhte Dosierungen von 100 Milligramm können zur Neuropathie führen, einer Nervenerkrankung mit Schwindel und Empfindungsstörungen.

Vitamine sind wichtig, doch sie können nicht alles

Vitamin B7 (Biotin). Kein Risiko bekannt.

Vitamin B12 (Cobalamin). Kein Risiko bekannt.

Folsäure. Hemmt die Aufnahme von Zink; bei Schwangeren, die Folsäurepräparate einnehmen, wurde eine Zunahme von Zwillingsgeburten festgestellt. In den USA und Kanada werden, seitdem Mehl mit Folsäure angereichert wird, vermehrt Darmkrebsfälle beobachtet.

Vitamin C. Im Labor zeigten sich bei Dosierungen von 500 Milligramm pro Tag Schäden am Erbgut. Ab 1 000 Milligramm können Durchfall und Nierensteine die Folge sein.

Vitamin D. Bei anhaltender Überdosierung (mehr als 50 Mikrogramm pro Tag) können Nierensteine und Veränderungen an der Knochensubstanz auftreten, außerdem erhöht sich das Risiko für Arteriosklerose.

Vitamin E. Bei anhaltender Überdosierung (mehr als 300 Milligramm pro Tag) können Kopfschmerzen, Müdigkeit, Bluthochdruck und eingeschränkte Schilddrüsentätigkeit die Folge sein. Laut einer Studie der American Heart Association erhöht Vitamin E schon ab 268 Milligramm täglich das Risiko für einen frühzeitigen Tod. Allerdings waren die meisten Studienteilnehmer älter als 60 Jahre – für jüngere Menschen muss der Befund also nicht gelten.

Vitamin K. Kann schon ab 0,5 Milligramm pro Tag die Wirkung gerinnungshemmender Medikamente einschränken.

Vitamin A fördert Knochenabbau

Im Jahre 2002 veröffentlichte die Fachzeitschrift »Jama« eine Studie an 72 000 Krankenschwestern, die seit 1980 immer wieder zu Ernährungs- und Lebensgewohnheiten befragt wurden. Demnach lässt schon eine moderat erhöhte Vitamin-A-Zufuhr von 3 Milligramm pro Tag (die Empfehlungen liegen bei 1 Milligramm) das Risiko für Osteoporose deutlich ansteigen. In einer anderen Studie, durchgeführt von Wissenschaftlern des schwedischen Universitätshospitals in Uppsala, senkten bereits 1,5 Milligramm täglich die Knochendichte im Oberschenkelhals um 10 Prozent, **das Risiko für Brüche im Hüftknochen verdoppelte sich.** Vitamin A ist Gegenspieler zu Vitamin D. Mit anderen Worten: Je größer die Aufnahme von Vitamin A, desto weniger kann Vitamin D dabei helfen, Kalzium in die Knochen einzulagern.

Vitamin D macht steinharte Blutgefäße und Schlimmeres

Größere Mengen Vitamin D führen zu einer umfassenden Verkalkung des ganzen Körpers. Der Grund: Das Vitamin überschwemmt den Körper mit Kalzium, das daraufhin nicht nur in den Knochen, sondern auch in anderen Gewebeteilen abgelagert wird. Besonders hart trifft es Niere, Leber und Blutgefäße, deren Verhärtung schließlich auch zu Bluthochdruck führt. Aus den USA sind Fälle dokumentiert, in denen Kinder, die jeden Morgen ihre Cornflakes mit angereicherter Milch verzehrten, **schwere Zahnmissbildungen** entwickelten. Wissenschaftler gehen davon aus, dass bereits 25 Mikrogramm täglich (empfohlen werden 10 Mikrogramm) längerfristig zu Vergiftungen führen können. Mit Präparaten und Nahrungsergänzungen sind solche Mengen kein Problem. Außerdem darf man ja nicht vergessen, dass schon ein 30-minütiger Aufenthalt im Sonnenlicht 80 Prozent des Vitamin-D-Bedarfs decken kann.

Vitamin E ist lebensgefährlich

Es lindert Entzündungen, sichert die männliche Fruchtbarkeit, stärkt das Immunsystem und ist auch noch am täglichen Kampf gegen die freien Radikale beteiligt: Vitamin E. Nicht umsonst werden mit seinen Präparaten jährlich 78 Millionen Euro umgesetzt. Die Hoffnung jedoch, damit auch wirklich älter werden zu können, ist dahin. Wissenschaftler der Johns Hopkins Universität kommen in einer Übersichtsarbeit zu dem Schluss, dass schon eine tägliche Vitamin-E-Dosis von 400 IE (Internationalen Einheiten) das **Risiko für einen frühzeitigen Tod** signifikant ansteigen lässt. 400 IE entsprechen etwa 268 Milligramm, und diese Mengen werden auch von vielen Vitamin-E-Präparaten erreicht, die man ohne Rezept in deutschen Supermärkten oder Drogerien erhält. Gründe genug also, an den Anti-Aging-Wirkungen von Vitamin-E-Präparaten zu zweifeln. Doch über vitaminisierte Nahrungsmittel wie etwa die handelsüblichen Margarinen allein lassen sich keine gefährlichen Vitamin-E-Dosierungen erzielen. Problematisch kann es erst werden, wenn auch noch ein Vitaminpräparat zum Einsatz kommt.

Vitamine sind wichtig, doch sie können nicht alles ▶

Impfungen wirkungslos dank zusätzlicher Vitamine

Wer glaubt, mit Multivitaminpräparaten auf der sicheren Seite zu sein, weil dadurch keine einzelnen Vitamine überdosiert werden können, muss enttäuscht werden. In einer Untersuchung der Wright-Patterson Air Force Base im amerikanischen Ohio stellte sich nämlich heraus, dass die regelmäßige Einnahme von Multivitamintabletten die Immunantworten auf eine Impfung deutlich abschwächt. Wer sich also gleichzeitig mit Impfungen und Vitaminpillen vor bösen Infekten schützen will, erreicht genau das Gegenteil – er **verschafft Viren und Bakterien freie Bahn**. Bei näherem Hinsehen darf dieser Befund allerdings nicht verwundern. Vitamine mobilisieren das unspezifische Immunsystem, also jenen Teil der Immunabwehr, der die ungebetenen Erreger attackiert, bevor das spezifische, exakt auf bestimmte Erreger geeichte Immunsystem in Aktion tritt. Vitamine machen also das unspezifische Immunsystem so »heiß«, dass es die beim Impfen zugeführten Erreger vernichtet, bevor die spezifische Immunabwehr sie erkennen und eine gezielte Strategie gegen sie entwickeln könnte. Schade eigentlich, denn gerade die Entwicklung dieser Gegenstrategie soll ja das Ziel einer Impfung sein.

Die Chance von Vitaminen liegt woanders

Immer wieder werden Vitamine zur Vorbeugung und Therapie von schweren und chronischen Erkrankungen gepriesen wie etwa Herzinfarkt, Schlaganfall, Rheuma und Krebs. Dabei können sie hier allenfalls andere Therapiemaßnahmen ein wenig unterstützen, mehr aber nicht. Auch bei solch weit verbreiteten Infekten wie Erkältungen und Grippe sind ihre Chancen eher gering, denn dem immer größer werdenden Heer von mikroskopischen Fieslingen stehen sie genauso ohnmächtig gegenüber wie das Medikamentenarsenal der Schulmedizin. Die Chancen der Vitamine liegen woanders: etwa bei leichteren Entzündungen. Oder bei Krankheiten, die mit Entgleisungen im Stoffwechsel einhergehen, wie **Schuppenflechte und Muskelkrämpfe**. Außerdem stehen sie mitunter in fruchtbaren Wechselwirkungen mit Medikamenten. Weil sie deren therapeutische Wirkungen verstärken und dadurch deren Dosis herunterschrauben können oder aber, weil sie deren Nebenwirkungen reduzieren.

Hoch dosierte Vitamine als Medizin

Damit jedoch Vitamine als Medizin wirken können, müssen sie höher dosiert werden, als es in den Nutraceuticals vom Supermarkt üblich ist. Diese reichen allenfalls aus, um einen Vitaminmangel auszugleichen, doch den gibt es in unserer Überflussgesellschaft kaum noch: Dass jemand in unseren Breiten einen Vitamin-C-Mangel oder gar die Seefahrerkrankheit Skorbut entwickelt, kommt praktisch nicht mehr vor. Beim medizinischen Einsatz von Vitaminen geht es daher weniger um den Ausgleich eines Mangels, als vielmehr darum, durch eine hohe, in der Natur nicht zu findende Dosierung **einen pharmazeutischen Effekt** zu erzielen. Man spricht hier auch von einem »physiologischen Quantensprung«, den man durch eine bewusste Hochdosierung von Vitaminen erzielen kann. Klar, dass sich dieser Quantensprung nur über entsprechende Präparate erreichen lässt und oft sogar Injektionen erforderlich sind, weil der Magen-Darm-Trakt normalerweise keine Vitaminschwemmen im Körper zulässt. Ebenso klar ist aber auch: Wenn ein Vitamin wie ein Medikament eingesetzt wird, kann es auch wie jedes Medikament Nebenwirkungen haben. Eine hoch dosierte Vitamintherapie sollte daher unter ärztlicher Aufsicht erfolgen.

B-Vitamine reduzieren Schmerzmitteldosis

In der Fachliteratur finden sich zahlreiche Hinweise darauf, dass B-Vitamine bei Schmerzen hilfreich sein können. So reagieren einige Migränepatienten positiv auf die Gabe von hoch dosiertem (400 Milligramm) Vitamin B_2. In mehreren Studien zeigte sich, dass Schmerzpatienten ihren **Konsum an Diclofenac reduzieren** können, wenn sie gleichzeitig Kombinationspräparate aus den Vitaminen B_1, B_2 und B_{12} einnehmen. Wie dieser Effekt allerdings zustande kommt, so Neurologieprofessor Wilfred Nix von der Universitätsklinik in Mainz, sei unbekannt. Man wisse nicht, ob die Vitamine einfach nur die Wirkung des Schmerzmittels verstärken oder aber direkt auf die Schmerzübertragung im Nervensystem wirken. Letzten Endes zählt das Ergebnis. Das traditionsreiche Schmerzmittel (kein anderes Antirheumatikum wird in Deutschland so häufig verschrieben!) führt nämlich zu Magen-Darm-Beschwerden wie Durchfall und Magenkrämpfen, im langfristigen Gebrauch können schwere Blutungen und Geschwüre entstehen.

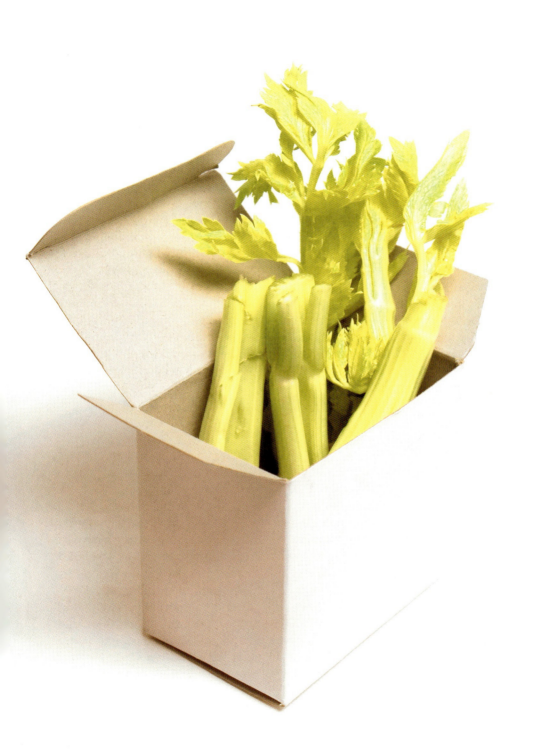

Vitamin-Wahnsinn

Vitamine helfen Muskeln und Lunge

Immer wieder verordnen Ärzte Magnesium gegen Wadenkrämpfe, weil es bekanntermaßen in der Entspannung des Muskels eine zentrale Rolle spielt. Tatsache ist jedoch: Die wissenschaftliche Datenlage zu den Effekten des Minerals auf verkrampfte Muskeln ist unbefriedigend. Größere Chancen haben wohl B-Vitamine. In einer Studie des Taipei Medical College in Taiwan verschaffte eine Kombination aus B-Vitaminen (50 Milligramm Thiamin, 250 Mikrogramm Vitamin B_{12}, 30 Milligramm Vitamin B_6 und 50 Milligramm Vitamin B_2) 86 Prozent der untersuchten Patienten mit nächtlichen Beinkrämpfen eine deutliche Besserung. Aufgrund seiner muskelentspannenden Wirkung wird Magnesium auch gerne in der Asthmatherapie eingesetzt. In einer 16-wöchigen Studie der Universität Nottingham zeigte jedoch eine Tagesration von 450 mg Magnesium keinerlei Effekte auf das Wohlbefinden von Asthmapatienten. Die Vergleichsgruppe nahm jedoch 1 Gramm Vitamin C pro Tag – und konnte ihre **Kortisondosis deutlich verringern**. Vermutlich, so die englischen Forscher, verstärke das Vitamin die Wirkung des Medikaments.

Vitamin D bändigt Schuppenflechte

Knapp zwei Millionen Menschen leiden in Deutschland an Schuppenflechte, der Psoriasis. Sie beginnt in der Regel harmlos mit kleinen Flecken an Ellbogen, Schultern oder Knien, die sich schließlich zu einem weitflächigen Schuppenbelag über den ganzen Körper ausbreiten können. Verursacht werden diese Symptome durch eine **abnorme Vermehrungswut der Hautzellen**. Die Zellen der oberen Hautschicht, der Epidermis, teilen sich ungewöhnlich rasch, reifen aber nicht vollständig aus, sodass sie schneller als bei Gesunden an die Hautoberfläche gedrückt werden. Dort fallen sie dann in silbrig glänzenden Schuppen ab. Mehrere Untersuchungsergebnisse machen den Psoriatikern Hoffnung auf Präparate mit naturähnlichem Vitamin D (Calcitriol). Das Vitamin ist imstande, die vermehrungswütigen Zellen der Psoriatikerhaut in ihrem Teilungsdrang zu bändigen. Behandlungen mit Calcitriolsalben zeigen ähnliche Effekte wie Therapien mit herkömmlichen Medikamenten, bei allerdings erheblich besserer Verträglichkeit. »Außerdem«, so der Dermatologe Lutz Kowalzick vom Vogtland-Klinikum in Plauen, »lässt sich diese Behandlung gut mit UV-Bestrahlungen kombinieren.«

Vitamine sind wichtig, doch sie können nicht alles

 ## Abkömmling des B-Vitamins ist Wundheilklassiker

Es gibt Medikamente, die sind uralt, aber dennoch auch aus der modernen Medizin nicht wegzudenken. Penicillin gehört dazu, oder ein Stoff namens Dexpanthenol. Ein Abkömmling des B-Vitamins Pantothensäure wird schon seit 50 Jahren in der Wundbehandlung eingesetzt, weil es den Wiederaufbau beschädigter Hautzellen unterstützt. In einer Studie gelang es dem Dermatologen Erhardt Proksch von der Universität Kiel, die **wundheilenden Effekte von Dexpanthenol** auch wissenschaftlich nachzuweisen. Dazu traktierten 20 freiwillige Testpersonen ihren Unterarm einen Tag lang mit einer aggressiven Waschlösung, sodass es zwangsläufig zu einer Entzündung der Haut kommen musste. Die geröteten Hautareale wurden daraufhin entweder mit einer dexpanthenolhaltigen Salbe oder aber einer wirkstofflosen Salbengrundlage verarztet. Eine weitere Kontrollgruppe blieb unbehandelt. In der Vitamingruppe gingen die Entzündungen bereits am zweiten Tag deutlich zurück, am fünften waren sie verschwunden. In der Gruppe mit der Placebosalbe kam es zwar ebenfalls zu einer Hautglättung, die Rötung ging jedoch deutlich weniger zurück. In der unbehandelten Gruppe dauerte die Hautheilung am längsten.

 ## Vitaminunterstützung in der Krebstherapie

Die konventionellen Behandlungsstrategien von Krebs (Operationen sowie Chemo- und Strahlentherapie) zählen zu den Vitaminfressern, die einen erhöhten Vitaminbedarf erzeugen. Zum Teil dadurch, dass sie Vitamine selbst untergehen lassen oder aber auch dadurch, dass ihre Nebenwirkungen eine Extrazufuhr korrigierender Vitamine erfordern. So geht die Strahlentherapie vor allem zu Lasten der Vitamine E, C, B_{12} und Folsäure, die daher mit entsprechenden Präparaten zugeführt werden sollten. In Studien zeigte sich außerdem, dass die zusätzliche Gabe von Beta-Carotin, Vitamin A und E die **Überlebensdauer von Krebspatienten** verlängert, die mit Cyclophosphamid behandelt wurden. Das nicht nur in der Krebs-, sondern auch in der Arthritisbehandlung eingesetzte Methotrexat blockiert die Aktivität von Folsäure. Unter Wissenschaftlern ist jedoch umstritten, ob deswegen eine Methotrexattherapie grundsätzlich mit der Gabe von Folsäurepräparaten begleitet werden sollte. Der Grund: Man weiß nicht, ob zusätzliche Folsäuregaben nicht die Wirkung des Medikaments einschränken.

Was Vitamine alles nicht können

Vitamine können zwar vieles, aber in eine unreflektierte Lobhudelei sollte man darum nicht verfallen. Es gilt vielmehr, genau hinzusehen, was geht und was nicht.

- Wissenschaftler unter der Leitung des englischen Wolfson Instituts für Präventivmedizin fanden keine Bestätigung für die geläufige These, wonach Vitamin D das Knochenbruchrisiko älterer Menschen senken würde. In der Studie aus dem Jahre 2006 zeigten jene Senioren, die täglich mit 1 100 IE (Internationalen Einheiten) des Vitamins versorgt wurden, keine bessere Knochenbruchquote als eine Kontrollgruppe, die ohne zusätzliche Vitamingabe blieb.
- Nach einer weit verbreiteten Hypothese schützen B-Vitamine vor Herzinfarkt, weil sie die Blutkonzentration von Homocystein senken, das ein großer Risikofaktor für die Blutgefäße sein soll. Auf der Jahrestagung des American College of Cardiology, 2006, wurden jedoch zwei Studien vorgestellt, die das keineswegs bestätigen können. Demnach senken hoch dosierte B-Vitamine wohl den Homocysteinspiegel, nicht aber das Risiko, an einem Infarkt oder einer anderen Herz-Kreislauf-Erkrankung zu sterben.
- Ein Forscherteam unter Leitung von Goran Bjelakovic von der serbischen Universität Nis kommt in einer Auswertung von 14 Studien an insgesamt 170 000 Teilnehmern zu dem Schluss, dass Vitaminpräparate nicht vor Krebs im Verdauungstrakt schützen. Kombinationen aus Vitamin A und Beta-Carotin sowie Beta-Carotin und Vitamin E erhöhen sogar das Risiko, an Magen- oder Darmtumoren zu sterben. Allein für Selenpräparate konnte ein mäßig vorbeugender Effekt gefunden werden.
- Selbst größere Dosierungen von 5 Gramm Vitamin C pro Tag haben keinen Einfluss auf das Wachstum von Helicobacter pylori, dem Auslöser von Magengeschwüren. Dies ist das Ergebnis einer Untersuchung der Universität São Paulo aus dem Jahre 2005, die an 38 Patienten durchgeführt wurde. Vitamin C wurde in den letzten Jahren verstärkt als Therapiealternative für Magengeschwüre diskutiert, vor allem für Patienten, die keine Antibiotika vertragen.

Vitamine sind wichtig, doch sie können nicht alles

- Vitamin C und E gelten als wirkungsvoller Schutz vor Gestose, einer der häufigsten Komplikationen während der Schwangerschaft. Entsprechende Präparate bringen jedoch keinen zusätzlichen Schutz, wie eine 2006 veröffentlichte Studie am St. Thomas Hospital in London ermittelte. Frauen, denen man 1 000 mg Vitamin C oder 400 IE Vitamin E pro Tag verabreichte, brachten sogar deutlich mehr untergewichtige Babys zur Welt. Die Forscher warnen daher vor einer hoch dosierten Einnahme dieser Vitamine während der Schwangerschaft.

Die Mär vom Anti-Schnupfen-Vitamin

Der Glaube an die prophylaktische und therapeutische Wirkung von Vitamin C geht auf den Nobelpreisträger Linus Pauling und seinen 1970 erschienenen Bestseller »Vitamin C and The Common Cold« zurück. Doch im Zeitalter der evidenzbasierten Medizin zählt die Meinung eines einzelnen Experten wenig. Außerdem erhielt Pauling ja seine beiden Nobelpreise nicht für die Vitaminforschung, sondern für seine früheren Arbeiten in Chemie sowie für sein Engagement als Friedensaktivist.

Auch Robert Douglas von der Universität Canberra und Harri Hemilä von der Universität Helsinki können Paulings Ansichten zu Vitamin C und seinem Anti-Schnupfen-Effekt nicht bestätigen. Die beiden Forscher haben insgesamt 29 Studien mit 11 077 Teilnehmern analysiert, die zum Thema Vitamin C und seiner Vorbeugewirkung auf den Schnupfen durchgeführt wurden. Gemäß dieser Analyse senkt die Einnahme von bis zu 2 000 Milligramm Vitamin C (Ernährungswissenschaftler schätzen den Tagesbedarf auf 60 bis 100 Milligramm!) das Schnupfenrisiko um vier Prozent, und das ist zu wenig, um klinisch relevant zu sein. Quoten von weniger als fünf Prozent lassen sich auch durch den bloßen Zufall erklären. Immerhin: In einer Subgruppe von 642 Marathonläufern, Leistungsskifahrern und Soldaten, die unter subarktischen Bedingungen im Manöver waren, konnte jeder zweite Schnupfen verhindert werden. Doch diese Bedingungen dürften wohl auf die wenigsten von uns zutreffen.

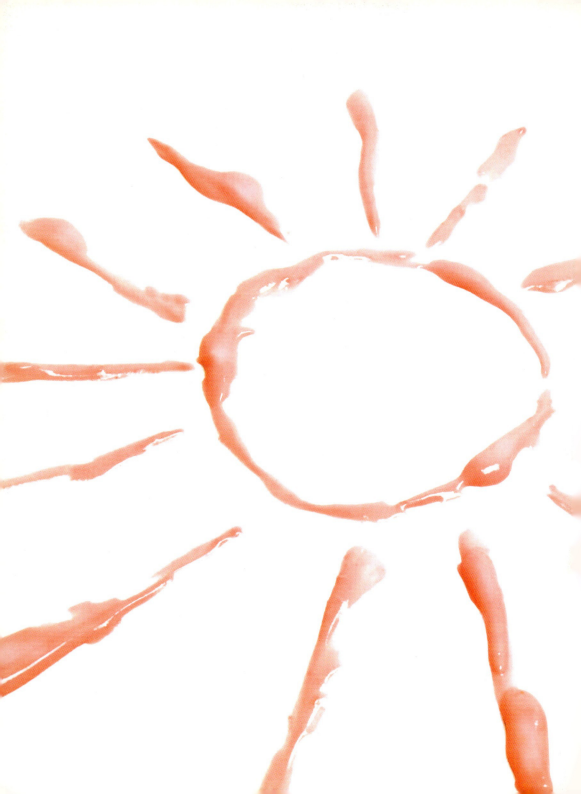

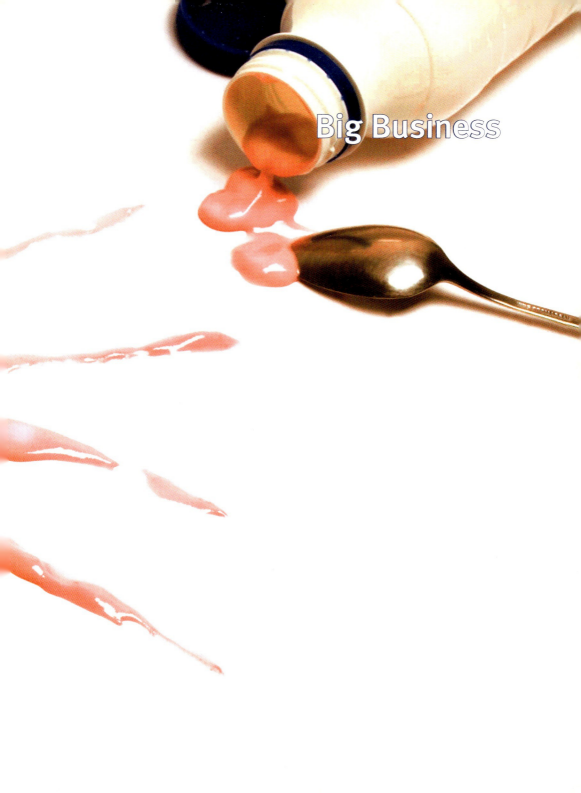
Big Business

Big Business

Die Strategien der Health-Food-Industrie

Es gehört zu den Gesetzen der Marktwirtschaft, dass ein Kunde nur dann ein bestimmtes Produkt kauft, wenn er davon überzeugt ist, dass er es auch wirklich braucht. Dies ist beim Functional Food nicht anders. Doch die Argumente, die dazu ins Feld gebracht werden, sind nur selten stichhaltig – und oft ziemlich unseriös.

 ## Die Psychotricks der Produktmanager

Stephen Barrett hat der sogenannten Health-Food-Industrie immer sehr aufmerksam über die Schultern geguckt. Er ist Psychiater und einer der berühmtesten Verbraucherberater in den USA. Kaum ein anderer besitzt ein derart großes Wissen über die Psychotricks und Kundenfallen der Gesundheitsbranche. Barrett ist wissenschaftlicher Berater des amerikanischen Konzils für Wissenschaft und Gesundheit. Auf der Homepage www.quackwatch.com (Quackwatch = Wächter für Quacksalberei) stellt er große Teile seines Wissens der Öffentlichkeit zur Verfügung. Barretts Resümee: Nur die wenigsten Menschen, die für viel Geld Nahrungssupplemente oder Functional Food konsumieren, profitieren davon. Die meisten sind vielmehr das **Opfer von Marketingstrategien**.

 ## In Gemüse stecken genauso viel Vitamine wie vor 30 Jahren

Zu den gerne verbreiteten Ernährungsweisheiten unserer Zeit gehört die These, wonach unsere heutigen Lebensmittel weniger Biostoffe, also weniger Vitamine, Mineralien und sekundäre Pflanzenstoffe enthalten würden als früher. Doch diese These steht auf sehr wackeligen Füßen. Denn beweisen kann man sie kaum. Dazu müsste man Obst-, Gemüse- und Getreideprodukte an mehreren Orten einkaufen und diesen Einkauf einige Jahre später an exakt denselben Stellen wiederholen. Darüber hinaus müssten die jeweiligen

Messungen an den Testprodukten von demselben Labor mit denselben Analyseverfahren durchgeführt werden, doch gerade die Analysemethoden haben sich in den letzten Jahren deutlich verbessert. Vieles, was heute messbar ist, wurde noch **in den 70ern einfach nur grob geschätzt**.

Kommen schließlich doch brauchbare Vergleichswerte zustande, kann von einem plötzlichen Nährstoffgau unserer Nahrungsmittel keine Rede sein. So enthielt beispielsweise die 78er-Erdbeere laut behördlichen Erhebungen 0,03 mg Thiamin, 0,07 mg Riboflavin und 60 mg Vitamin C pro 100 g, während ihr heutiges Pendant auf 0,03 mg Thiamin, 0,05 mg Riboflavin und 64 mg Vitamin C kommt. Keine sonderlichen Differenzen. Die Kartoffel enthielt im gekochten Zustand vor etwa 20 Jahren 16,2 mg Vitamin C und knapp 1 mg Niacin, heute sind es 15 mg Vitamin C und 1,5 mg Niacin. Auch keine besorgniserregenden Verluste, beim Niacin wurde sogar etwas zugelegt. Der Paderborner Ernährungswissenschaftler Prof. Helmut Heseker führte zur Überprüfung der Nährstoffmangelthese neben einer umfangreichen Literaturrecherche eine bundesweite Expertenbefragung an 65 Forschungsinstituten durch. Nirgends fand er einen stichhaltigen Anhaltspunkt dafür, dass die Intensivnutzung unserer Böden zu einer Nährstoffverarmung geführt hätte. Im Gegenteil. Dadurch, dass beim konventionellen Ackerbau massenweise Dünger zugesetzt wird, gehen die Nährstoffwerte in den Nutzpflanzen mitunter sogar steil in die Höhe. Wie etwa der Carotin- und Thiamingehalt, der durch konventionelle Stickstoffdüngung kräftig zulegen konnte.

Auch im Treibhaus gedeihen Vitamine

Auch Obst und Gemüse aus Treibhäusern ist insgesamt **nicht ärmer an Nährstoffen** als ihre Pendants aus der Freiheit. Mitunter werden zwar Defizite an Carotinen und Vitamin C beobachtet, weil diese Vitamine in Abhängigkeit von der Sonnenbestrahlung gebildet werden. Und auch das Aroma bleibt mangels Sonneneinstrahlung auf der Strecke. Doch andererseits ist der Verzehr einer Tomate oder eines Salatkopfes mit verringertem Carotin- oder Vitamin-C-Gehalt immer noch besser, als wenn man monatelang auf frisches Gemüse verzichten müsste. Was freilich kein Plädoyer für die Kost aus Gewächshäusern sein soll, weil die dafür oft andere Probleme mit sich bringt, wie etwa die Belastung mit Pestiziden und Nitrat. Doch Nahrungsergänzungen und angereicherte Nahrungsmittel sind jedenfalls keine Alternative dazu.

Salami enthält mehr Vitamine als ein Apfel

Der Vitamingehalt tierischer Lebensmittel hat in den letzten Jahren sogar stark zugenommen. Weil das Mastvieh nämlich mit vitaminisiertem Futter abgefüllt wird und weil die Tierprodukte im Verarbeitungsprozess noch eine Reihe von Vitaminen zugeführt bekommen. So enthalten 100 Gramm Salami heute mitunter 20 Milligramm Vitamin C – da muss selbst der Apfel vor Neid erblassen. Wobei jedoch erwähnt werden muss, dass die Lebensmittelindustrie auf Vitaminspritzen zurückgreift, um ihre Produkte vor dem Verderb zu schützen. Das Vitamin C in der Salami ist also kein Nutraceutical im eigentlichen Sinne. Doch im Endeffekt läuft es auf dasselbe hinaus: Wer heute ein Wurstbrot isst, tut oft schon ziemlich viel für seine Versorgung mit synthetischen Vitaminen.

 ## Gehaltvolle Bio-Tomaten

Es sind weniger Vitamine und Mineralien, die in den letzten Jahren aus Obst und Gemüse verschwunden sind als vielmehr sogenannte sekundäre Pflanzenstoffe, wie etwa Polyphenole, ätherische Öle und Salicylate. Der Grund: Diese Substanzen nutzt die Pflanze zur Abwehr von Schädlingen bzw. zur Überwindung von Nährstoffmangel, doch sofern die Pflanze mit Pestiziden und Kunstdünger behandelt wird, ist sie auf sekundäre Pflanzenstoffe nicht mehr so sehr angewiesen. Und weil sich die Natur in der Regel keinen Luxus erlaubt, werden diese Stoffe nur noch in geringem Umfang gebildet.

Der Lebensmittelmarkt hat freilich ausgerechnet auf diesen Schwund nur zögerlich reagiert. Sekundäre Pflanzenstoffe werden bislang als Nahrungsergänzungen und auch als Zusätze in Functional Food nur sehr selten angeboten. Doch es gibt ja auch andere Möglichkeiten, sich damit zu versorgen. Indem man nämlich überwiegend Bio-Kost verzehrt. Denn die wird ohne den Einsatz von Pestiziden und Kunstdüngern angebaut, sodass die Pflanze wieder dazu gezwungen wird, die eigene Produktion sekundärer Pflanzenstoffe anzukurbeln. Oftmals werden hier auch alte Sorten angebaut, die noch über einen natürlich hohen Gehalt an sekundären Pflanzenstoffen verfügen. Die Unterschiede zur konventionellen Kost können beträchtlich sein. Wissenschaftler der University of California fanden in Bio-Tomaten bis zu 97 Prozent mehr Polyphenole, die als

Die Strategien der Health-Food-Industrie

Radikalenfänger und Krebsschutzfaktor ähnlich wirksam eingeschätzt werden wie Vitamine und oft mit diesen zusammenarbeiten.

Nicht alle Vitamine kann man totkochen

Zur Vitaminmangellegende gehört auch die These, wonach wir in unserer heutigen Zeit viele Vitamine totkochen und daher auf Functional Food angewiesen sind. Tatsache ist, dass wir heute über Garmethoden wie das Dünsten im Wok verfügen und unsere Küchen mit Dämpfgeräten und Schnellkochtöpfen bestückt sind. Im Gegenteil: Kurze Garzeiten, damit alles noch seinen Biss behält, **schonen die Vitamine im Gemüse**. Außerdem werden durch das Erhitzen zwar einige Vitamine (vor allem Vitamin C und Folsäure) zerstört, doch andere werden dadurch auch erst für den Körper verwertbar gemacht. Wie etwa Beta-Carotin. Man findet große Mengen hiervon in Möhren, Spinat, Tomaten und Brokkoli – doch wird dieses Gemüse roh verzehrt, liegt das Provitamin an der Kette von stabilen chemischen Verbindungen, sodass es größtenteils ungenutzt an den Darmwänden vorüberzieht. Erst durch ausgiebiges Zerkleinern und Erhitzen wird es aus seiner chemischen Umklammerung herausgelöst. Für Vitamin E gilt Ähnliches. Wird beispielsweise Brokkoli gekocht, vervierfacht sich seine Menge an verfügbarem Vitamin E. Bei rotem Paprika führt Kochen zwar nicht zu einer Steigerung der verfügbaren Mengen, doch dafür geht auch kaum etwas verloren. Mit anderen Worten: Roter Paprika ist gekocht als Vitamin-E-Lieferant ähnlich ergiebig wie im rohen Zustand.

Das Märchen von den Risikogruppen

Durchforstet man die Literatur und Werbebroschüren, die es zu Functional Food und Nahrungsergänzungen gibt, ist man immer wieder überrascht, wie lang die Liste der Risikogruppen ist, die angeblich **von einem Vitalstoffmangel bedroht** sind: Schwangere und stillende Frauen, Senioren, Kleinkinder, Teenager und Raucher, außerdem Menschen, die zu viel Alkohol oder Süßwaren konsumieren, regelmäßig Medikamente (inkl. Antibabypille) schlucken, eine Diät machen und unter Stress stehen. Kaum ein Mensch, der nicht mindestens in eine dieser Kategorien fallen würde. »Wenn wir alle sogenannten Risikogruppen ausschließen«, erklärt der Gießener Biochemiker, Claus Leitzmann, »bleibt nur noch eine verschwindend geringe Gruppe von gesunden Männern im Alter von 20 bis 50 Jahren übrig, die keine Laster haben, keinen Leistungssport treiben, keine Diät machen, keinen Stress haben und verheiratet sind.« Sind wir also praktisch alle vom Mangel an Vitaminen, Mineralien und anderen Biostoffen bedroht? Die Antwort ist ein klares Nein. Die Geschichte vom allerorts lauernden Vitalstoffmangel hält einer wissenschaftlichen Überprüfung nicht stand.

Lediglich Hochleistungssportler haben einen erhöhten Bedarf

Es ist richtig, dass wir unter Stress einen erhöhten Vitamin- und Mineralbedarf haben. Aber niemand weiß, welche Stoffe wir eigentlich in welcher Stresssituation benötigen und wie hoch die jeweiligen Mengen sein sollten. So braucht der unter Zeitdruck stehende Manager andere Nährstoffe als der körperlich beanspruchte Bauarbeiter, und die alleinerziehende Mutter hat einen anderen Bedarf als der Barkeeper, der nur selten das Tageslicht sieht. Lediglich für Hochleistungssportler existieren bislang Hinweise darauf, dass sie von der Einnahme zusätzlicher Vitamine und Mineralien profitieren. Dies **gilt nicht für Hobbyathleten**, die zweimal pro Woche joggen oder zum Gymnastikkurs gehen, sondern allenfalls für Spitzensportler, die jeden Tag mehrere Stunden lang intensiv trainieren.

Zucker ist kein Knochenfresser

Hartnäckig hält sich das Vorurteil, wonach Süßwaren raffgierige Vitalstoffdiebe wären, die uns vor allem Kalzium und B-Vitamine rauben. In Frauenzeitschriften und einschlägigen Wellnessratgebern sind Schlagzeilen zu lesen wie »Zucker – ein Kalk- und Vitaminräuber« und »Süßwaren: Leckereien ohne Nährstoffgehalt«. Nun soll nicht dem Süßkram das Wort geredet werden, aber bei der Wahrheit sollte man schon bleiben. Tatsache ist: In der wissenschaftlichen Literatur gibt es keine Hinweise, dass der Zuckerverzehr die Bioverfügbarkeit von Mikronährstoffen beeinträchtigt und der gegenwärtige Süßwarenverzehr zu einem Mangel an Mikronährstoffen führt. Was einerseits

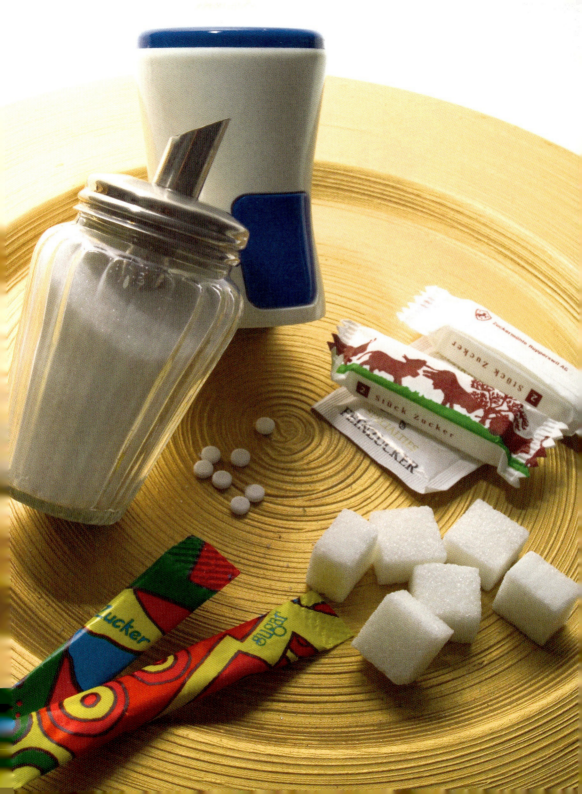

Big Business

daran liegt, dass die Evolution den Körper optimal auf den Zuckerstoffwechsel einrichtete, ohne dass Vitamin- und Mineralreserven geräubert werden müssen – denn **sonst wären wir schon längst ausgestorben**. Zudem enthält gerade Schokolade reichlich Mineralien und Vitamine, denn ihre Rohstoffe – Milch und Kakao – haben in dieser Hinsicht einiges zu bieten.

Nichtsdestoweniger kann der Verzehr größerer Mengen gezuckerter Lebensmittel durchaus zum Biostoffmangel führen. Dadurch nämlich, dass sie den Gaumen einseitig auf den süßen Geschmack trimmen und uns dadurch den Appetit auf andere – vitamin- und mineralhaltigere – Speisen nehmen. Besonders problematisch sind in dieser Hinsicht Softdrinks. Studien aus den USA belegen, dass Kinder, die viel Limo trinken, deutlich weniger Fruchtsäfte, Milch, Obst und Gemüse verzehren. Doch darauf antwortet man sinnvollerweise nicht mit angereicherten Lebensmitteln, sondern damit, die süßen Brausen vom Speisezettel zu streichen.

Niedrige Eisenwerte sind bei Schwangeren normal

In der Schwangerschaft ist der Bedarf an einigen Nährstoffen erhöht. Doch dabei kommt es in der Regel nicht zu Problemen. So öffnet der Körper seine Eingangsschleusen für Eisen, das Spurenelement wird also besser verwertet als vorher, sodass die Zufuhr von außen nicht erhöht werden muss. Zudem sind niedrige Eisenwerte zum Ende der Schwangerschaft nicht unbedingt ein Grund zur Besorgnis. Einerseits nimmt das Blutvolumen der Mutter in spe um rund 30 Prozent zu und dadurch reduziert sich die Konzentration der roten Blutkörperchen zwangsläufig. Und andererseits haben **abnehmende Eisenreserven einen physiologischen Sinn**, weil dadurch schädlichen und infektiösen Bakterien die Nahrungsgrundlagen entzogen werden.

Immer öfter stößt man auf die Werbung: »Mit Folsäure«. Gemeint ist Folat, das Salz der Folsäure. Tütensuppen haben es in sich, und es gibt auch Speisesalz im Supermarkt zu kaufen, das mit Folsäure versetzt ist. Vereinzelt steckt es auch in Fitnessbroten, Flakes, Tütensuppen und Multivitaminsäften. Folsäure ist vor allem für Frauen wichtig, die schwanger werden wollen oder es sind. Eine schwere Krankheit, der Neuralrohrdefekt oder offene Rücken beim Kind, wird mit einem Mangel in Verbindung gebracht. Um dem vorzubeugen, sind aber keine angereicherten

Die Strategien der Health-Food-Industrie

Lebensmittel sinnvoll, weil die Zusätze uneinheitlich sind. Mehr Sinn machen Präparate, die den Wirkstoff in genau der Menge in sich haben, in der er vor oder in der Schwangerschaft empfohlen wird.

Folsäure: nicht das Salz in der Suppe

Während wohldosierte Folatpräparate für Schwangere und Frauen mit Kinderwunsch durchaus empfohlen werden können, ist der Zusatz in Lebensmitteln fragwürdig. Zwar sind Erwachsene und Kinder nicht immer ausreichend mit dem Vitamin versorgt. Das liegt zum einen daran, dass Folsäure sehr empfindlich auf Wärme, Luft und Wasser reagiert, das Vitamin also im Zuge der Lagerung und beim Kochen zu einem großen Teil auf der Strecke bleibt. Auch sind die Lebensmittel, die sie enthalten, nicht gerade die beliebtesten – Folsäure steckt vor allem in grünem Gemüse wie Grünkohl, Rosenkohl, Spinat, Brokkoli, außerdem in Vollkorn, Weizenkeimen, Hülsenfrüchten und daraus hergestellten Sprossen und Sojabohnen (Tofu). Doch **wer bewusst isst, braucht keine angereicherten Lebensmittel**. Frauen, die viel Grünes essen, sind ausreichend versorgt. Nur 7,5 Prozent der vegetarisch essenden Vollwertköstlerinnen haben einen Folsäuremangel gegenüber fast 30 Prozent der Frauen, die sich mit üblicher Mischkost ernähren, ergab die Gießener Vollwertstudie, die die Versorgung von Gemischt- und Vollwertköstlerinnen unter die Lupe nahm.

Folsäure in Fertigprodukten macht keinen Sinn

Der Griff zur Tütensuppe mit Folsäurezusatz lohnt sich schon deshalb nicht, weil beim Garen und Abkühlen der Suppe ein Teil der empfindlichen Vitamine verloren geht. Wird Folsäure in einen Fruchtsaft gemixt, macht das noch weniger Sinn. Denn das Vitamin ist nicht nur hitzelabil, es reagiert auch empfindlich auf Licht, wenn keine getönten Flaschen verwendet werden, und wird in dem säurehaltigen Milieu zerstört. Folsäure im Brotteig ist eine verkapselte Version, die der Hitze im Backofen trotzt. Dennoch machen **frischer Salat und Spinat, Milchprodukte und Zitrusfrüchte** als Folsäurequelle mehr Sinn. Darin liegt die Folsäure im natürlichen Verbund vor. So, wie Nahrungsinhaltsstoffe vom Körper am besten aufgenommen werden.

77

Einsamkeit führt zu Vitaminmangel

Fast 58 Prozent der Senioren nehmen Nahrungsergänzungsmittel ein, mehr als 30 Prozent sogar täglich. Bevorzugt werden dabei Vitamine, Knoblauchpräparate und Mineralstoffe. Laut einer Umfrage der Hochschule Niederrhein erhoffen sich viele Senioren durch die Nahrungsergänzungen eine allgemeine Steigerung des Wohlbefindens – doch gerade das scheint nicht zu klappen. Denn 44 Prozent von ihnen sind mit ihrem Gesundheitszustand unzufrieden – und solche Quoten findet man auch bei denen, die ganz normal essen. Ein deutlicher Hinweis darauf, dass zusätzliche Biostoffe im Alter nicht unbedingt für mehr Gesundheit sorgen. Dennoch: In Deutschland findet man bei den über 65-Jährigen immer wieder **bedenkliche Defizite an Vitaminen und Mineralien**, weswegen viele Ernährungsmediziner eine flächendeckende Versorgung mit Nahrungsergänzungen empfehlen. Dies ist jedoch ziemlich kurz gedacht. Denn die Gründe für das grassierende Nährstoffdefizit unter den Senioren sind überaus vielschichtig. Schluckstörungen und nachlassende Geschmacksempfindungen spielen dabei ebenso eine Rolle wie die mitunter verheerenden Zustände in der Altenpflege und die soziale Isolation, durch die viele Senioren beim Essen allein gelassen werden, was oft noch nicht mal schmeckt.

Raucher benötigen Extradosis Gemüse

Raucher zeigen gerade bei den Vitaminen C, E und Beta-Carotin oft beträchtliche Defizite. Wobei die nicht nur durch die Schadstoffbelastungen des Tabakkonsums selbst, sondern auch durch ihr schlechtes Ernährungsverhalten ausgelöst werden. Raucher verzehren nämlich laut einer Studie der Erfurter Friedrich-Schiller-Universität weniger Obst, Milch, Käse und Joghurt, dafür aber umso mehr Fleisch, Alkohol und Kaffee. In einer Studie der Universität Toronto schnitten Raucher, die vier Wochen lang ein Vitaminpräparat erhielten, gesundheitlich keineswegs besser ab als die Testpersonen der Placebogruppe: Ihre Lungen- und Blutfettwerte waren genauso schlecht wie bei den Rauchern, die vier Wochen lang ein wirkungsloses Scheinmedikament erhielten. Hohe Extradosen Beta-Carotin erhöhen bei Rauchern sogar das Risiko für Herz-Kreislauf-Erkrankungen und Lungenkrebs (Seite 49). Das Bundesinstitut für gesundheitlichen Verbraucherschutz und Veterinärmedizin (BgVV) rät daher dringend von diesen Mitteln ab – und fügt gleich hinzu, dass das

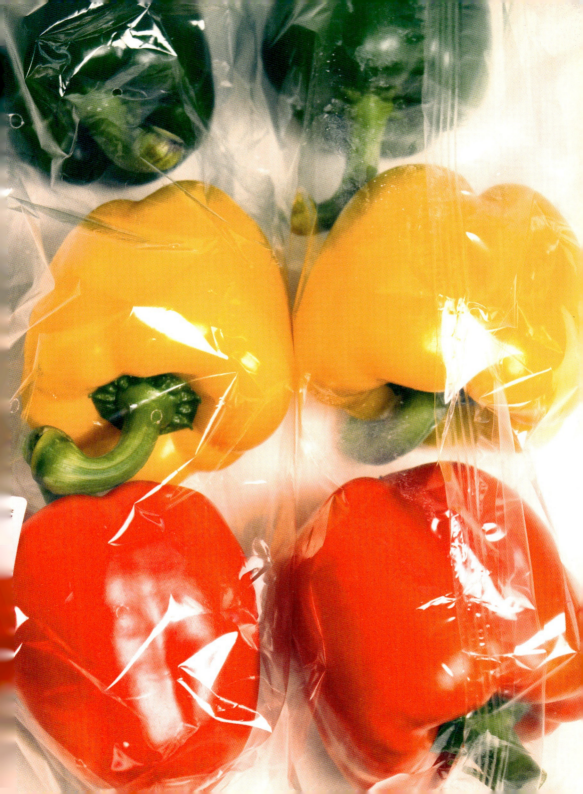

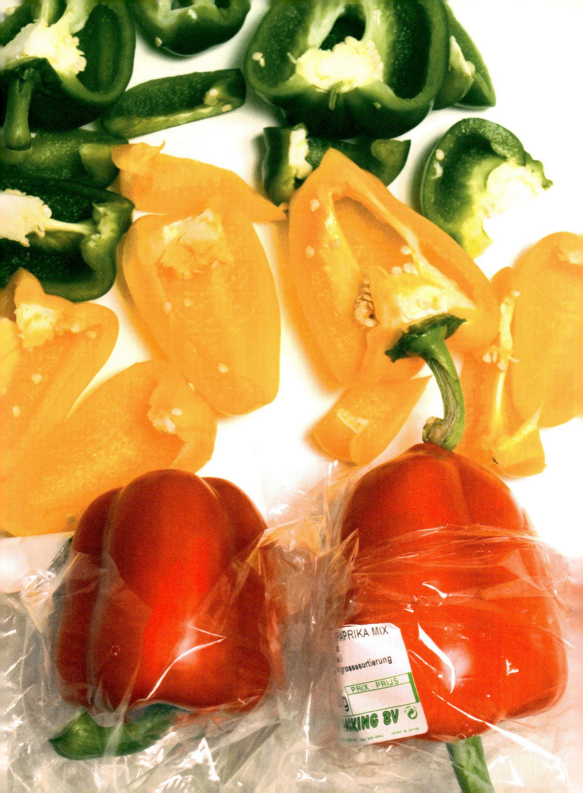

Die Strategien der Health-Food-Industrie ▶

Beta-Carotin aus Obst und Gemüse natürlich »gesundheitlich völlig unbedenklich« sei. Wer also wirklich in den Genuss echter Rauchervitamine kommen will, sollte dafür sorgen, dass Möhrengemüse, Paprikasalat oder Kürbissuppe auf den Tisch kommen, denn die strotzen vor Beta-Carotin im natürlichen Verbund, was nach heutigen Erkenntnissen noch niemandem geschadet hat.

 ## Keine Rettung dank Functional Food

Wenn erst einmal die Horrorgeschichte vom grassierenden Mangel mit seinen verheerenden Auswirkungen auf die Gesundheit durchgebetet ist, kommt der nächste Schritt. »Er besteht darin«, erklärt Quacksalberenttarner Stephen Barrett, »dem Kunden glauben zu machen, dass man die Lösung für seinen Mangel in den Händen hält. Ihn glauben zu machen, dass es ihm gut geht, solange er nur schön die angebotenen Supplemente und Nutraceuticals kauft.« Der Kunde soll sich beruhigt zurücklehnen, mit dem Vertrauen darauf, dass man seinen Mangel durch Nahrungszusätze oder Präparate beheben kann. Der Marketingsprecher eines Pharmaunternehmens erklärte einmal allen Ernstes: »Wer seine Ernährung auf Functional Food umstellt, braucht sich keine Sorge mehr um die Ausgewogenheit seiner Nahrung zu machen.« So etwas hört der Kunde mit seinem permanent schlechten Gewissen gerne – und kauft bereitwillig die Produkte der Health-Food-Industrie.

 ## Von wegen »natürlich«!

Die Hersteller und Anbieter von angereicherten Lebensmitteln oder Nahrungsergänzungen beeilen sich oft mit ihrer Feststellung, dass ihre Produkte natürlichen Ursprungs seien. Nur wenige sind so ehrlich wie BASF, die in einer Werbebroschüre ihre Vitamin-A-Herstellung als »Meisterwerk der Synthesechemie« bezeichnen (wobei diese Broschüre natürlich nicht an den Endverbraucher, sondern an die Vitaminanbieter gerichtet ist). Die Propagandisten nutzen dabei die Dehnbarkeit des Naturbegriffs. So kann man es sogar als »natürlich« auslegen, wenn genetisch hochgetunte Bakterien aus Zuckerrohstoffen ein Vitamin bauen, denn schließlich machen das die Bakterien ja ohnehin, und die Genetik hilft ihnen dabei nur ein wenig auf die

Sprünge. »Prinzipiell ist es sogar möglich«, erklärt Biologe Georgios Pandalis aus Glandorf, »die Vitaminherstellung aus Erdöl als natürlich zu bezeichnen.« Denn es handelt sich ja dabei um einen fossilen Rohstoff, und Fossilien sind Pflanzen und Tiere, die irgendwann einmal gelebt haben.«

 ## Der Wunschtraum vom Jungbrunnen

Wir werden so alt wie nie zuvor. Dennoch: Der Traum vom Jungbrunnen, der uns fit und gesund immer höhere Lebensalter erreichen lässt, ist geblieben. Anti-Aging heißt das Schlagwort, das auch die Health-Food-Industrie in den Ring wirft. Sie erhält dabei Schützenhilfe von bekannten Wellnessautoren wie dem fränkischen Forever-Young-Propheten Ulrich Strunz, der die antioxidativen Eigenschaften der Vitamine mit dem »Raketenabfangprogramm des Pentagon« vergleicht. Außerdem erzählt er von »einigen hundert Studien«, die bestätigen, »dass die Krebshäufigkeit durch eine obst- und gemüsereiche Ernährung sowie die Einnahme von zusätzlichem Vitamin C und E halbiert werden kann.« Tatsache ist freilich, dass Vitamine in Präparaten und Nutraceuticals, wie alle anderen als Anti-Aging-Waffen propagierten Mittel auch, bislang keine nennenswerten Erfolge im Kampf gegen das Altern erzielt haben. Die meisten hundertjährigen Männer leben nicht hier oder in den USA, wo massenhaft zusätzliche Vitamine geschluckt werden, sondern dort, wo starker Kaffee und reichlich Rotwein getrunken werden, nämlich auf Sardinien.

 ## Mithilfe von Vorbildern Produkte verkaufen

Prinzipiell arbeiten wir mit unseren Gedankenstrukturen immer noch wie vor 5 000 Jahren. Wir brauchen Bilder, um uns etwas vorstellen zu können. Oder konkret: Um glauben zu können, ob bestimmte Nahrungsmittel für uns gesund sind, brauchen wir jemanden, der uns genau dies vorgelebt hat. Das überzeugt uns innerlich weitaus mehr als jede Studie. Die Health-Food-Industrie weiß das – und bedient unser Bedürfnis nach Vorbildern ohne Anspruch auf irgendeinen Wahrheitsgehalt. So wird Fischöl gerne mit der Geschichte vom Eskimo (oder politisch korrekt: Inuk) ausgeschmückt, dem es angeblich gelingt, trotz der fortwährenden Dunkelheit und dem fortwährenden Obst-

und Gemüsemangel in seiner Heimat, steinalt zu werden. Tatsache ist: Im Jahre 1945, als der Speisezettel der Inuit wirklich noch von fetten Walen und Fischen geprägt war, lag ihre **mittlere Lebenserwartung zwischen 32 und 38 Jahren**. Heute liegt sie – auch nicht gerade überragend! – zwischen 63 und 68 Jahren. Und selbst das liegt nicht etwa am Fisch, sondern vor allem daran, dass am Nordpol die ärztliche Versorgung besser geworden ist und man nicht mehr in den ungesunden Torfsodenhäusern lebt.

93 Jahre trotz Vitamin C

Wenn die Orthomolekular- und Vitaminmedizin ihren Gründervater Linus Pauling als Paradebeispiel angibt, weil er mit seinen täglichen **12 000 Milligramm Vitamin C beachtliche 93 Jahre** wurde, ist das allenfalls eine nette Geschichte, aber ohne Beweiskraft.

Denn auf Kreta und Sardinien leben noch ältere Männer, die in ihrem Leben nicht ein Vitaminpräparat gesehen haben. Die korrekte Frage dazu müsste vielmehr lauten: Wie alt wäre Linus Pauling wohl geworden, wenn er keine Vitamine geschluckt hätte?

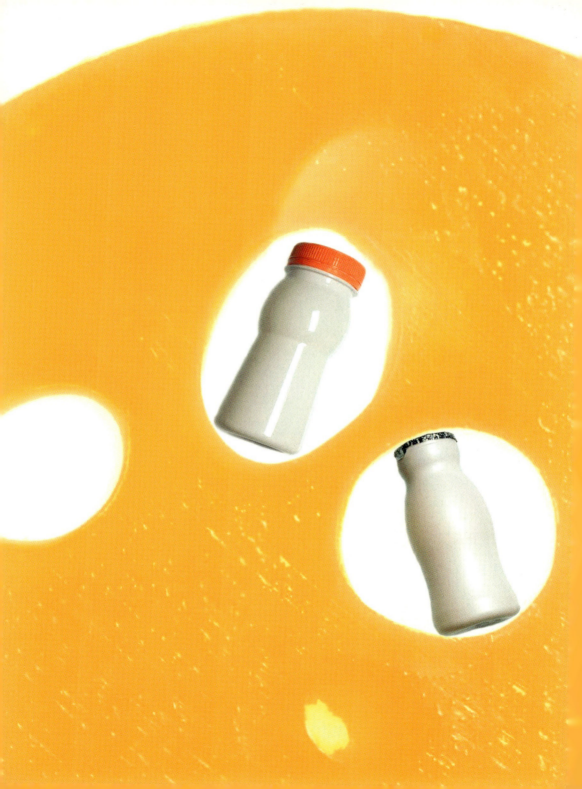

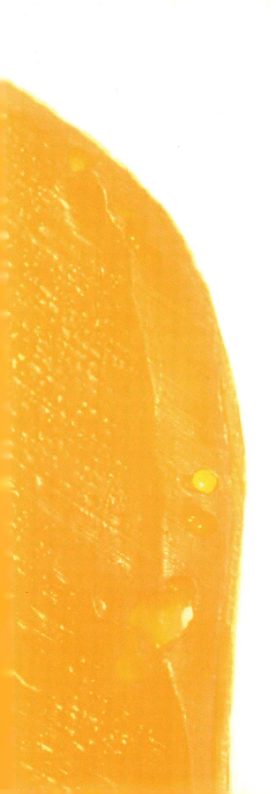

Medizin-
Lebensmittel

Medizin-Lebensmittel

Nutraceuticals: Essen als Medizin

Während Functional Food nur irgendwie eine gesunde Ernährung unterstützen soll, so ist das Ziel von Nutraceuticals, dass sie wie ein Medikament medizinische Wirkungen erzielen. Geworben wird damit, dass sie einen hohen Cholesterinspiegel und einen erhöhten Blutdruck senken können. Das funktioniert auch. Doch solche Medizin-Lebensmittel werden nicht nur von denjenigen gegessen, die sie – vielleicht – nötig haben. Der Spaß hört spätestens dann auf, wenn Kinder davon naschen.

Cholesterinsenkende Margarine essen auch Kinder

Die Familie sitzt am Frühstückstisch. Der Vater ist seit einigen Jahren wegen seiner erhöhten Cholesterinwerte in Behandlung, weswegen er sein Brot nicht mit Butter, sondern mit einer Margarine schmiert, die den Cholesterinspiegel senken soll. Seine Frau hat hingegen keine Probleme mit den Blutfetten und seine beiden Kinder sowieso nicht. Sie könnten sich also getrost aus der Butterdose bedienen. Doch auch sie greifen stattdessen zur Margarine mit Senkeffekt. Dass auch Menschen ohne erhöhte Cholesterinwerte spezielle Margarine essen, ergab eine Studie der Verbraucherzentralen und des Bundesinstituts für Risikobewertung, für die rund 1 000 Kunden in Supermärkten befragt wurden. Der regelmäßige Verzehr (etwa 20 Gramm pro Tag) von Produkten mit Phytosterinzusatz führt **nachweislich zur Senkung des Cholesterins** um bis zu zehn Prozent. Diese medizinische Wirkung geht auf Sterine zurück. Das sind pflanzliche Substanzen, die dafür sorgen, dass weniger Cholesterin aus der Nahrung vom Körper resorbiert wird.

Immer mehr wird mit Phytosterinen angereichert

Das erste Lebensmittel mit Cholesterineffekt war die Margarine »Becel proaktiv«, die im Jahr 2000 von Unilever auf den Markt gebracht wurde. Seitdem kamen immer neue cholesterinsenkende Lebensmittel mit pflanzlichen Sterinen in die Supermarktregale. Neben Margarine stecken die Senker auch in Käse, Sonnenblumenkernbrot, Milchgetränken und sie werden auch Pflanzenölen zugesetzt. Anbieter Unilever war die erste hiesige Firma, die für ein Produkt mit Zusatznutzen einen Wirksamkeitsnachweis vorlegte. Auch war das von dem Foodgiganten entwickelte Lebensmittel mit das erste Produkt, das nach der sogenannten Novel-Food-Verordnung zugelassen wurde, also dem Gesetz für neuartige Lebensmittel. Die Entscheidung schließt eine Stellungnahme des wissenschaftlichen Ausschusses Lebensmittel ein, in der die langfristige Aufnahme größerer Mengen Pflanzensterine bewertet wird. Danach sollten pro Tag höchstens 3 Gramm Pflanzensterine aufgenommen werden. Mengen, die darüber hinausgehen, würden keinen weiteren Nutzen bringen »und eine hohe Aufnahmemenge könne unerwünschte Auswirkungen haben«, heißt es in den Entscheidungen der Kommission zu sterinhaltigen Lebensmitteln. Die für Verbraucher pro Tag empfohlene Menge sollte eindeutig aus der Beschriftung auf der Verpackung hervorgehen.

 ## Nutraceuticals sind nichts für Kinder und Schwangere

Weil es immer mehr solcher Produkte gibt, wird das Angebot unübersichtlich und man läuft Gefahr, Lebensmittel mit Sterinzusatz zu erwerben, auch wenn man sie gar nicht nötig hat. Die Studie der Verbraucherzentralen ergab: 45 Prozent der Käufer dieser Produkte hat gar keine Probleme mit dem Cholesterinspiegel. Besonders heikel: Bei der Umfrage kam auch heraus, dass 53 der 54 minderjährigen Kinder die Präparate, meist Margarine mit Phytosterinzusatz, ohne jegliche medizinische Notwendigkeit verzehrten. Sie aßen einfach nur davon, weil sie für ein anderes Familienmitglied auf dem Tisch stand. Doch das ist heikel. Denn für Kinder und auch schwangere und stillende Frauen sollten derartige Produkte ganz tabu sein, rät die Lebensmittelbehörde EFSA. Man wisse noch zu wenig über die Nebenwirkungen der Sterine, insbesondere wie die bei diesen Personengruppen wirken. Bekannt

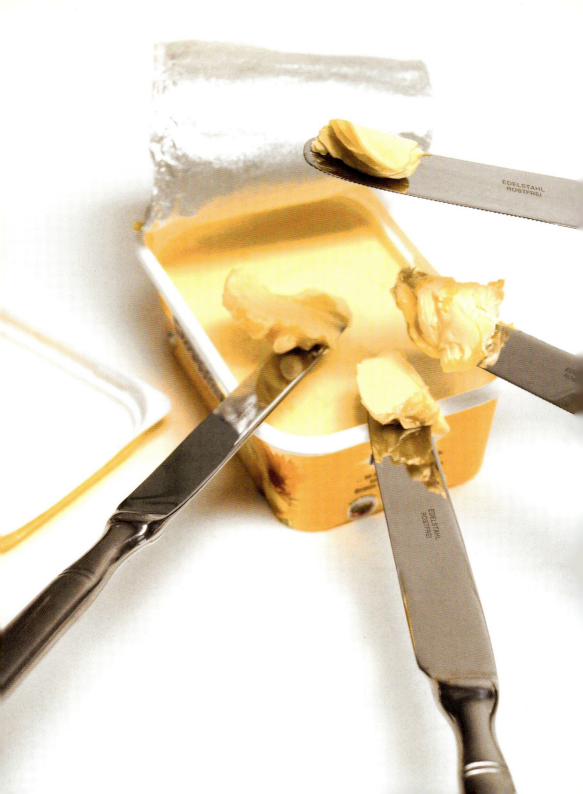

ist nämlich, dass es beim Verzehr der Senkerprodukte zu einer verminderten Aufnahme an Beta-Carotin um bis zu 20 Prozent kommt. Vor allem in der Schwangerschaft ist die ausreichende Versorgung mit diesem Vitamin nötig, denn es ist wichtig für das Sehen, den Aufbau von Zellen und Geweben und auch für die Ausreifung der Lunge des Babys.

91 Viel hilft viel, denkt der Verbraucher

Und da es immer mehr Lebensmittel mit Cholesterinsenker gibt, verlieren die Verbraucher leicht den Überblick darüber, wie viel Phytosterine sie schon zu sich genommen haben. Zwar wird auf den Produkten beschrieben, wie viel Gramm des Lebensmittels die täglich 3 Gramm Sterine umfassen. Doch das kommt bei den Kunden scheinbar nicht an, ergab die Verbraucherstudie. »Diese einschränkenden Gebrauchshinweise werden nur von den wenigsten Verbrauchern wahrgenommen«, erklärt Birgit Niemann vom Bundesinstitut für Risikobewertung, die die Studie leitete. Drei Viertel der befragten Kunden hatten noch nie davon gehört. Gerade einmal vier Prozent wussten, dass man **nicht mehr als 3 Gramm Phytosterine** pro Tag verzehren sollte. Doch selbst wer darum weiß, wird wohl kaum mit dem Taschenrechner seinen Speiseplan zusammenstellen.

92 Cholesterin-Wirkung mit Nebenwirkung

Zwar konnte mangels akkurater Angabe nicht erfasst werden, wie viel Margarine und Co. genau von den Verbrauchern verzehrt wird. Jedoch wurde errechnet, wie viele Haushalte täglich mit Phytosterinen überversorgt werden, wenn sie mehr als ein Produkt in der erlaubten Dosis essen. Danach würden in jedem fünften der 107 Haushalte mehr als 3 Gramm Pflanzensterine am Tag aufgenommen werden.

Und das kann Folgen haben. Denn die Nahrungsmittel mit Cholesterinbremse wirken auch bei denjenigen, die gar keine erhöhten Werte haben. Cholesterin wird für zahlreiche physiologische Prozesse benötigt, etwa für den Aufbau von Zellmembranen. Wird die Menge künstlich gesenkt, kann die **Synthese der lebenswichtigen Stoffe** bei Gesunden unterbunden werden.

Medizin-Lebensmittel

93 Zu Risiken und Nebenwirkungen fragen Sie Ihren Lebensmittelhändler

Einerseits erwarten die Verbraucherinnen und Verbraucher, dass Zusätze in Lebensmitteln tatsächlich eine gesundheitliche Wirkung entfalten. Andererseits gehen sie aber auch davon aus, dass sie kein Risiko mit sich bringen. Denn immerhin will man sich ja am Frühstückstisch noch keinen Beipackzettel durchlesen, in dem gewarnt wird: »Zu Risiken und Nebenwirkungen dieser Margarine befragen Sie bitte Ihren Lebensmittelhändler, Arzt oder Apotheker.« Die Verbraucherzentrale rät darum dazu, die Deklaration derart spezieller Nahrungsmittel zu verschärfen. Daraus müsse deutlich hervorgehen, dass die Pflanzensterinprodukte keinesfalls vorbeugend gegessen werden dürfen. Auch sollte der deutliche Hinweis: »Für Menschen mit nachweislich erhöhtem Cholesterinspiegel« nicht fehlen. In den Geschäften müssten die Halbmedikamente getrennt von den üblichen Lebensmitteln angeboten werden. Doch das tun sie nicht. Wie selbstverständlich steht die Cholesterinsenker-Margarine neben der üblichen mit Omega-3-Zusatz oder der fettreduzierten Variante. Ja, es ist auf den ersten Blick kaum unterscheidbar, welches die übliche, welches die funktionale und welches die medizinisch wirksame Margarine ist.

94 Eiweißstoffe können Blutdruck senken

In der Schweiz, in Portugal, in Finnland und in Japan werden seit einiger Zeit weitere Lebensmittel mit nachweislich medizinischer Wirkung angeboten: In Japan gibt es »Calpis«, in der Schweiz, Portugal und in Finnland »Evolus«, einen Trinkjoghurt im Miniflächchen. Die schweizerische Firma Emmi bietet ihn in den Geschmacksrichtungen »Beeren« und »Tropical« an. Allen gemein ist, dass sich hierin sogenannte bioaktive Peptide, also Eiweißfragmente befinden, die nachweislich den Blutdruck senken können. Wie das? Japanische Forscher isolierten 1995 aus Sauermilchprodukten zwei Peptidfraktionen mit dem Namen Valin-Prolin-Prolin (VPP) und Isoleucin-Prolin-Prolin (IPP). Sie werden bei der Herstellung durch Fermentation, also den Abbau von Milchbestandteilen, mithilfe von Lactobacillus helveticus freigesetzt. Die Forscher stellten in weiteren Studien fest, dass die Eiweißstoffe in der Lage sind, das sogenannte ACE-Enzym (Angiotensin-Converting Enzyme) zu

Nutraceuticals: Essen als Medizin

hemmen, welches wiederum für die Bildung eines Hormons verantwortlich ist, das eine blutdrucksteigernde Wirkung hat. Als man sich auf die Suche nach neuen Nutraceuticals machte, wurde diese Erkenntnis genutzt. Die blutdrucksenkenden Eiweißfragmente wurden zunächst Sauermilch und später auch Trinkjoghurts in Form von Lactobazillen sowie als milchbasiertes Konzentrat mit VPP und IPP zugegeben.

»Käse zur günstigen Beeinflussung des Blutdrucks« – alles Käse

Es gebe etwa 20 Studien mit Ratten, die die blutdrucksenkende Wirkung der Biopeptide zeigen. Zudem seien weitere 17 Humanstudien verfügbar, die die Ergebnisse der Tierstudien weitgehend bestätigen, sagt zwar Daniel Wechsler von der eidgenössischen Forschungsanstalt Agroscope Liebefeld-Posieux. Danach kann ein Zusatz von 5 Milligramm VPP und IPP in einer Ration Trinkjoghurt den systolischen Blutdruck um 5 bis 10 Millimeter Quecksilbersäule (mmHg – das ist die Einheit, in der der Blutdruck gemessen wird) senken, den diastolischen Blutdruck um bis zu 5 mmHg. Der Effekt tritt nach vier bis acht Wochen regelmäßigem Trinkjoghurtkonsum ein. »Eine solche Absenkung mag helfen, das Risiko für durch Bluthochdruck bedingte Erkrankungen zu reduzieren, reicht aber bei stark gefährdeten Personen mit hohem Blutdruck keinesfalls aus«, betont Daniel Wechsler, der in seinem Institut selbst an den bioaktiven Peptiden forscht. Darum darf das Produkt auch nur mit dem Claim »Zur günstigen Beeinflussung des Blutdrucks« werben. Das bedeutet: Wer unter Bluthochdruck leidet, muss die Medikamente vermutlich auch weiterhin nehmen, weil die Wirkung der Trinkfläschchen zu lasch ist. Unreflektiert zu »Evolus« zu greifen, davon rät aber auch Anbieter Emmi ab: »Werden bereits Medikamente zur Blutdrucksenkung eingenommen, ist für die Einnahme von ›Evolus‹ der Arzt zu konsultieren.«

Auch Käse enthält die Wunderpeptide

Nun hat der Trinkjoghurt nach allem, was man heute weiß, keine negativen Nebenwirkungen. Wer einen normalen Blutdruck hat und »Evolus« trinkt, bei dem passiert also nichts. Dennoch stellt sich die Frage, ob das designte Lebens-

Medizin-Lebensmittel

mittel nötig ist. Denn natürliche Lebensmittel liefern ebenfalls bioaktive Peptide. Und das nicht zu wenig. An der eidgenössischen Forschungsanstalt Agroscope Liebefeld-Posieux wurden diverse Käsesorten hinsichtlich ihres Gehaltes an Biopeptiden untersucht. Dabei kam heraus, dass halbfeste und harte Käsesorten teils bis zu 400 Milligramm pro Kilo VPP und IPP in sich haben. Weich- und Frischkäse konnten hingegen keine nennenswerten Peptidmengen aufweisen. Die Eiweißfragmente werden nämlich durch Lactobacillus helveticus im Zuge der Reifung freigesetzt. Frisch- und Weichkäse aber reifen in der Regel nicht so lange wie Hartkäse.

97 Besser und billiger: Emmentaler statt »Evolus«

»Mit einer Ration von 30 bis 50 Gramm Hartkäse werden vergleichbare Konzentrationen an bioaktiven Peptiden aufgenommen wie in einer Tagesration Milchdrink mit ebendiesen Substanzen«, sagt Daniel Wechsler. Und ergänzt: »Schafft man es, gezielt Käse herzustellen, der natürlicherweise – ohne Anreicherung – gleichmäßig hohe Konzentrationen an Peptiden enthält, so können auch traditionelle Käsesorten wie Emmentaler und Berner Alpkäse unverhofft noch zu Functional Food werden.« Wer das Geld für »Evolus« sparen will oder ihm misstraut, kann somit einfach zu Emmentaler, Gruyère und Appenzeller greifen. Dass sie den Blutdruck senken ist zwar nicht bewiesen. Sicher ist aber schon mal: Sie schmecken wunderbar. Und das ist ja auch gesund.

98 Unser Körper ist nicht auf Functional Food programmiert

Vorbei also sind die Zeiten, als eine Margarine einfach eine Margarine war, der Joghurt dickgelegte Milch und das Brot einfach aus Vollkorn, Salz und Sauerteig bestand. Mit einem natürlichen Lebensmittel haben viele Kreationen also nichts mehr zu tun, auch wenn dies durch die Werbung immer wieder suggeriert wird, weil ja doch etwas Natürliches drinsteckt: In der speziellen Margarine das Pflanzenöl und die pflanzlichen Sterine, im Omega-Brot das Mehl und die tierischen Fettsäuren und im Joghurt die Milch und die blutdrucksenkenden Peptide. Leider weiß noch niemand, was all diese

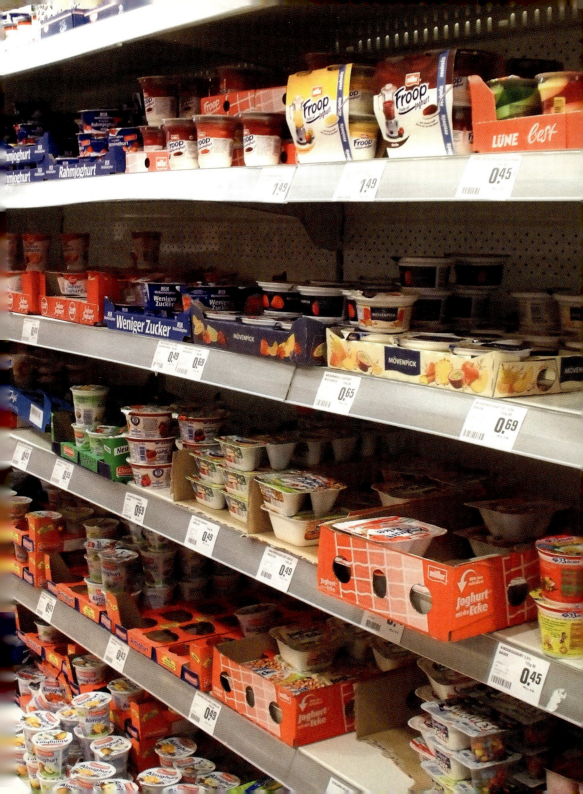

Medizin-Lebensmittel

Biostoffbomben letzten Endes mit uns anrichten. Tatsache aber ist, dass unser Körper sie im Laufe seiner Evolution nicht kennengelernt hat und daher nicht optimal für ihre Verwertung ausgerüstet ist. Er kennt Biostoffe wie Mineralien, Flavonoide, Ballaststoffe und Polyphenole nur in der verdünnten Form, wie sie etwa in der Gurke vorkommen, die zu 97 Prozent aus Wasser besteht. Doch auf einen Fruchtsaft, der ihn auf einen Schlag – sprich: mit einem Glas – mit dem kompletten Tagesbedarf zahlreicher Biostoffe versorgt, ist er nicht eingestellt. Die meisten wissenschaftlichen Studien deuten darauf hin, dass der größte Teil davon einfach ungenutzt ausgeschieden, also **mit dem Urin entsorgt** wird. Das ist nicht weiter schlimm, mal abgesehen davon, dass es ärgerlich ist, viel Geld für exquisiten Urin auszugeben.

Besser Lebensmittel, die von Natur aus funktional sind

Gesünder machen Functional Food oder die Extraportion Vitamine scheins auch nicht. So erkranken derzeit in Deutschland jährlich über 420000 Menschen an Krebs, das sind knapp 30000 mehr als im Jahre 2000. Bei den Herzerkrankungen sieht es keinesfalls besser aus. 300000 Bundesbürger erleiden jährlich einen Herzinfarkt, obwohl noch nie so viele Phytosterine, Grüntee-Extrakte, Omega-3-Fettsäuren, Vitamine und andere angebliche Wunderstoffe für ein gesundes Herz eingenommen wurden wie heute. Als englische Wissenschaftler die Wirkung von Multivitaminsäften mit einem Zusatz an Vitamin A, C und E auf 20000 Herz- und Diabetespatienten untersuchten, mussten sie feststellen, dass die Probanden zwar allesamt mehr Vitamine im Blut hatten als eine Kontrollgruppe ohne ACE-Verzehr, doch ihre Sterblichkeit und auch ihre Infarktquote war nicht geringer.

Soll sich also daran guttun, wer mag? Jein. Wer sie verträgt, bitte schön. Doch der Spaß hört auf, wenn zugesetzte Biostoffe wie etwa Beta-Carotin oder auch probiotische Substanzen ein **Gesundheitsrisiko für bestimmte Personengruppen** bergen (S. 20ff. und 47ff.). Dann doch lieber das Althergebrachte. Ein Hauptvorteil der üblichen Joghurts sei, so der Mikrobiologe Michael Teuber aus der Schweiz in »Öko-Test«, »man weiß, er bekommt den Menschen«. Das gilt auch für Obst, Gemüse, Brot, Butter, Quark, Fisch, Fleisch und alle anderen traditionellen Lebensmittel. Es gibt also wahrlich genug gesunde natürliche Lebensmittel, die man einfach nur kaufen und kochen muss. Und natürlich essen, und zwar mit Genuss. Der deutsche Dichter Karl August Lafontaine sagte einmal: »Angst ist der einzige sichere Ratgeber, den das Leben überhaupt hat.« Er hat sicherlich recht. Es sollte jedoch eine Angst sein, die wirklich aus uns selbst kommt – und nicht die, die in uns durch die Werbung erzeugt wird und suggeriert, dass wir krank werden, wenn wir dieses oder jenes unterlassen – nur um Geschäfte mit uns zu machen.

Stichwortverzeichnis

A
Allergien 22 ff
Anthocyane 54
Anti-Aging 82
Antibiotika 16
Asthma 64

B
Babykost 21, 23
Ballaststoffe 17
– Oligofructose 17
Beta-Carotin 47 f, 49, 50, 58, 73
Bifidobacterium bifidum 17
Bio-Lebensmittel 35, 52, 72
Biotin 45, 59
Blutdrucksenken 90, 91

C
Cholesterinspiegel 86 f
Corn Flakes 33

D
Darm 22
Darmflora 16, 17
Dexpanthenol 65
Diabetesrisiko 37

E
E 101 50
E 127 36
E 160 a 50
E 300 50
E 306–309 50
Eisen 33, 76
Erfrischungsgetränke 54
Etikettenschwindel 38

F
Fisch 27, 36, 82
Flavonoide 54
Flourid 37
– Fluoridose 37
Folsäure 59, 76, 77

G
Gemüse 70
Gentechnik 32, 53
Gestose 67

H
Health Claims 38
Helicobacter pylori 66
Herzkreislauf-Erkrankungen 29
Herzinfarkt 66
Herzrhythmus-Störungen 29

I
Impfungen 61

J
Jod 36
– E 127 36
Jodsalz 35
Joghurt 18

K
Käse 33
Kennzeichnung 26
Kinderlebensmittel 54
Kindersaft 56
Knochenabbau 59
Knochendichte 33, 66, 74
Krebstherapie 65

L
Lactobacillus acidophilus 17
Lactobacillus casei 17
LGG 18, 22, 23, 25
Lycopin 54

M
Marketingstrategien 70
Mineralstoffzusätze 32 ff
– Kalzium 32, 33
– Magnesium 32
Milchsäurebakterien 17 ff
– Bifidobacterium bifidum 17
– Lactobacillus acidophilus 17

Stichwortverzeichnis

– Lactobacillus casei 17
– LGG 18, 22, 23, 25
Multivitaminsaft 52
Multivitaminpräparate 57, 61
Muskelkrämpfe 61, 64

N
Neuralrohrdefekt 76
Neurodermitis 22
Niacin 45
Novel-Food-Verordnung 87
Nutraceuticals 86 ff

O
Omega-3-Fettsäuren 27 ff
– Fisch 27
– Omega-3-Eier 27, 30
– Omega-3-Margarine 30

P
Pankreatitis 20
Peptide, bioaktive 90, 91
Phytosterine 86 f
Phytoöstrogene 54
Polyphenole 72
Prebiotika 17
Probiotikazusätze 16 ff

R
Rapsöl 28, 30
Rauchen 58, 49, 78

S
Saft 53
Schmerzmittel 62
Schnupfen 67
Schuppenflechte 61, 64
Schwangerschaft 76, 87
Selen 37
Softdrinks 76

Sport 74
Synbiotika 17

T
Tierfutter 72
Treibhausgemüse 71
Tryptophahn 45

U
Umsatz 16

V
Vitaminüberdosierungen 58
Vitamingehalt 70
Vitaminmangel 78
Vitaminzusätze 44 ff
– Beta-Carotin 47 f, 49, 50, 58, 73
– Biotin 45, 59
– Folsäure 59, 76, 77
– Niacin 45
– Tryptophan 45
– Vitamin A 59
– Vitamin B1 58
– Vitamin B2 50, 58, 62
– Vitamin B3 58
– Vitamin B5 58
– Vitamin B6 58
– Vitamin B12 45, 59
– Vitamin C 50, 57 ff
– Vitamin D 33, 45, 59, 60, 64
– Vitamin E 50, 59, 60
– Vitamin K 45, 59

W
Wellnessdrinks 54

Z
Zahnmissbildung 60
Zucker 74

Impressum

Bibliografische Information
der Deutschen Nationalbibliothek
Die Deutsche Nationalbibliothek verzeichnet diese Publikation in der Deutschen Nationalbibliografie; detaillierte bibliografische Daten sind im Internet über http://dnb.d-nb.de abrufbar.

Programmplanung: Uta Spieldiener

Redaktion: Anja Fleischhauer

Bildredaktion: Christoph Frick

Umschlaggestaltung und Layout:
CYCLUS Visuelle Kommunikation
Bildnachweis:
Umschlagfoto vorn: Stock Food
Fotos im Innenteil und hinterer Umschlag:
Bernhard Widmann, Stuttgart

Liebe Leserin, lieber Leser,
hat Ihnen dieses Buch weitergeholfen? Für Anregungen, Kritik, aber auch für Lob sind wir offen. So können wir in Zukunft noch besser auf Ihre Wünsche eingehen. Schreiben Sie uns, denn Ihre Meinung zählt!

Ihr Trias Verlag

E-Mail Leserservice:
heike.schmid@medizinverlage.de

Adresse:
Lektorat Trias Verlag,
Postfach 30 05 04,
70445 Stuttgart
Fax: 0711-8931-748

---

1. Auflage

© 2008 TRIAS Verlag in MVS Medizinverlage Stuttgart GmbH & Co. KG
Oswald-Hesse-Straße 50, 70469 Stuttgart

Printed in Germany

Satz: Fotosatz Buck, 84036 Kumhausen
gesetzt in: InDesign CS3
Druck: AZ Druck und Datentechnik GmbH,
87437 Kempten

Gedruckt auf chlorfrei gebleichtem Papier

ISBN 978-3-8304-3430-6   1 2 3 4 5 6

Die Ratschläge und Empfehlungen dieses Buches wurden vom Autor und Verlag nach bestem Wissen und Gewissen erarbeitet und sorgfältig geprüft. Dennoch kann eine Garantie nicht übernommen werden. Eine Haftung des Autors, des Verlages oder seiner Beauftragten für Personen-, Sach- oder Vermögensschäden ist ausgeschlossen.

Geschützte Warennamen (Warenzeichen) werden nicht immer besonders kenntlich gemacht. Aus dem Fehlen eines solchen Hinweises kann also nicht geschlossen werden, dass es sich um einen freien Warennamen handelt.

Das Werk, einschließlich aller seiner Teile, ist urheberrechtlich geschützt. Jede Verwertung außerhalb der engen Grenzen des Urheberrechtsgesetzes ist ohne Zustimmung des Verlages unzulässig und strafbar. Das gilt insbesondere für Vervielfältigungen, Übersetzungen, Mikroverfilmungen und die Einspeicherung und Verarbeitung in elektronischen Systemen.

Verblüffendes über Diäten

Ganz schnell ganz viele Kilos verlieren – das versprechen fast alle Diäten. Höchste Zeit, mal etwas genauer hinzuschauen …

- provokant -
- unterhaltsam -
- pointiert -

Annette Sabersy
Diät! 99 verblüffende Tatsachen
103 Seiten, 32 Abbildungen
€ 12,95 [D] / € 13,40 [A] / CHF 24,30
ISBN 978-3-38034-3429-0
In Ihrer Buchhandlung

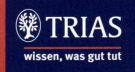

www.trias-gesundheit.de

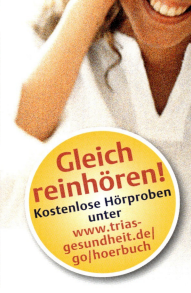